SCORPIO

BENJAMIN I. BROWN

DER REIZENDE DARM

Ihr individueller 5-Schritte-Plan
zur gesunden Verdauung

Mit einem Vorwort
von Dr. med. Adrian Schulte

Aus dem Englischen von
Ulla Rahn-Huber

SCORPIO

Wichtiger Hinweis
Die Informationen und Ratschläge in diesem Buch wurden mit größter Sorgfalt von Autor und Verlag erarbeitet und geprüft. Sie bieten jedoch keinen Ersatz für kompetenten medizinischen Rat. Alle Leserinnen und Leser sind daher aufgefordert, selbst zu entscheiden, ob und inwieweit sie die Anregungen in diesem Buch umsetzen wollen. Eine Haftung des Autors bzw. des Verlags für Personen-, Sach- oder Vermögensschäden ist ausgeschlossen.

Die Originalausgabe erschien 2015 unter dem Titel »The Digestive Health Solution« bei Exisle Publishing Pty Ltd, Australien.

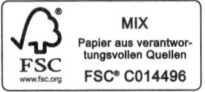

Text Copyright © BENJAMIN I BROWN
Exisle Publishing Ltd
© der deutschsprachigen Ausgabe 2017 Scorpio Verlag GmbH & Co. KG, München
Umschlaggestaltung: Favoritbuero, München
Satz: BuchHaus Robert Gigler, München
Druck und Bindung: GGP Media GmbH, Pößneck
ISBN 978-3-95803-091-6
Alle Rechte vorbehalten.

Mehr über unsere Bücher
www.scorpio-verlag.de

Dies ist Ihr Buch. Es stellt Ihre Fragen, sucht für Sie nach Antworten und versetzt Sie in die Lage, aus eigener Kraft gesund zu werden. Jeder von uns hat seine Gesundheit und sein Wohlbefinden selbst in der Hand.

Dieses Buch ist auch allen in der klinischen Praxis, Lehre und Wissenschaft Tätigen gewidmet, die sich selbstlos für einen Wandel in der Medizin hin zu einem mitfühlenderen, natürlicheren und individuelleren Gesundheitswesen einsetzen, das Aspekte der Ernährung, des Lebensstils und der Umwelt mit einbezieht.

INHALT

Vorwort von Dr. med. Adrian Schulte   11
Einleitung   13

TEIL 1:
VERDAUUNGSPROBLEME VERSTEHEN   17

Darmstörungen – eine Epidemie   17
Neun weitverbreitete Mythen   21

Leiden Sie am Reizdarmsyndrom?   29
Die gängigen Verdauungssymptome verstehen   34

Was ist in Ihrem Darm los?   49
Überempfindlichkeit der Verdauungsorgane   51
Verzögerte Magenentleerung (Gastroparese)   52
Bakterielle Fehl- und Überbesiedlung   53
Entzündungen   55
Durchlässigkeit der Darmwand   57
Stress   59

TEIL 2:
DEN DARM RICHTIG FIT MACHEN 61

Bakterien – die bösen vertreiben und die guten
in Balance bringen 61
Dünndarmfehlbesiedlung 62
Überhandnehmen pathogener Darmkeime und RDS 67
Postinfektiöses RDS 69
Sind »böse« Keime die Ursache für Ihr RDS? 72
So stärken Sie Ihre bakterielle Magen-Darm-Flora 74

Gesünder durch eine gute Verdauung 80
Mangel an Magensäure 80
Mangel an Bauchspeicheldrüsenenzymen 83
Gallensäureverlustsyndrom 85
Steckt eine Verdauungsschwäche hinter Ihren
Symptomen? 88
So verbessern Sie Ihre Verdauung 89

Verstopfung beseitigen und das System neu starten 93
Verstopfungsursachen 96
Wie können Sie herausfinden, ob Ihre Probleme auf
eine Verstopfung zurückzuführen sind? 99
Wie kann Verstopfung behandelt werden? 100
Biofeedback-Therapie 104
Behandeln Sie die Grundursache 104

Versteckten Nahrungsmittelunverträglichkeiten
auf die Spur kommen 105
Glutenhaltige Getreide 106
Milch und Milchprodukte 110
Andere problematische Nahrungsmittel 114

Stecken Nahrungsmittelunverträglichkeiten
hinter Ihren Symptomen? 117
Mit problematischen Lebensmitteln umgehen 119
Die Bakterien auf eine kohlenhydratarme Diät setzen 120
Fruktose 122
Ballaststoffe 125
Die Low-FODMAP-Diät 127
Fast Food für Bakterien 130

Die Nerven der Darm-Hirn-Achse neu verdrahten 132
Die Darm-Hirn-Achse 134
Vom Stress, mit einer Verdauungskrankheit zu leben 138
Woher weiß ich, ob meine Symptome mit
Stress zu tun haben? 139
Was kann ich tun, um den von RDS ausgelösten
Stress zu mindern? 140

Die Verdauungsuhr neu stellen 142
Woher weiß ich, dass Schlafmangel hinter meinen
Symptomen steckt? 147
Was kann ich tun, um besser zu schlafen? 147

Das Fitnessprogramm für den Darm 149
Ist Bewegungsmangel für meine Symptome
mitverantwortlich? 153
Wie kann ich meine körperliche Aktivität steigern? 154

TEIL 3:
DER 5-SCHRITTE-PLAN 156

In 5 Schritten zur gesunden Verdauung 156
Schritt 1: Symptome schnell lindern 158
Schritt 2: Gute Darmbakterien züchten 168

Schritt 3: Die Darmnerven beruhigen 176
Schritt 4: Setzen Sie Ihre Verdauung auf Diät 182
Schritt 5: Lebenslang beschwerdefrei bleiben 198
Der Weg zur gesunden Verdauung 206

Dank 207

Infoteil 209
  Diagnostische Speziallabors 209
  Ganzheitliche Behandlungsmöglichkeiten 209
  Literaturempfehlungen 209
  Website des Autors 209

Quellen 210

Register 244

VORWORT

Im deutschsprachigen Raum leidet nahezu jeder Fünfte unter einem gereizten Darm. Das Reizdarmsyndrom ist somit eine der häufigsten Darmkrankheiten. Sie ist zum Glück weder tödlich noch lebensverkürzend, für viele Betroffene jedoch unerträglich. Unerträglich, weil der Darm macht, was er will. Das Haus zu verlassen, wird zum unberechenbaren Abenteuer, da für viele Betroffene nicht vorhersehbar ist, wann eine Toilette in der Nähe sein sollte.

Keine andere Darmerkrankung hat sich in den letzten 20 Jahren, in denen ich auf diesem Gebiet klinisch tätig bin, rasanter vermehrt. Die Ursachen sind so vielfältig, dass das Reizdarmsyndrom auch für viele Therapeuten zu einer riesigen Herausforderung wird. Falsches Essverhalten ist eine mögliche Ursache genauso wie die heute weitverbreitete Laktoseintoleranz, Fruktosemalabsorption, Glutenunverträglichkeit, der Einsatz von Antibiotika, neue, für unseren Darm unbekannte Nahrungsmittel oder psychische Belastungen, sei es privater oder beruflicher Natur. Für die Patienten ist der Leidensweg oft gekennzeichnet von Fehldiagnosen, Verlegenheitsdiagnosen und umfangreicher Diagnostik. Sie werden durch dubiose Nahrungsunverträglichkeitstests verunsichert und verlieren jegliches Vertrauen.

Benjamin Brown zeigt in seinem unaufgeregten Buch Wege auf, diesem Dilemma zu entgehen. Das Buch vermittelt die notwendige Ruhe und Gelassenheit, die beim Umgang mit diesem Thema notwendig sind. Grundlagen werden allgemeinverständlich dargestellt und die für die Praxis wichtigsten Behandlungsstrategien aufgezeigt. Ein Buch nicht nur für gereizte Därme, sondern auch für jeden Therapeuten, der mit diesem Krankheitsbild konfrontiert wird.

Der individuelle 5-Schritte-Plan von Benjamin Brown wird Sie dabei unterstützen, die Ursachen für Ihre Beschwerden zu identifizieren, sinnvolle Therapieansätze zu finden und Ihre Symptome weitgehend zu lindern.

Dr. med. Adrian Schulte
Autor des Bestsellers *Alles Scheiße!? Wenn der Darm zum Problem wird*

EINLEITUNG

Die Idee zu diesem Buch entstand in der Notaufnahme eines Krankenhauses in Paris. Drei Wochen zuvor hatte ich mich auf eine Reise durch Südspanien, über die Straße von Gibraltar und durch das herrliche Marokko begeben. Wie viele Auslandsreisende genoss auch ich das lokale, manchmal nicht nach den gewohnten hygienischen Standards zubereitete Essen, und so schaffte ich es, mir einen Reisedurchfall einzuhandeln. Wider besseres Wissen beschloss ich, die Tour trotzdem fortzusetzen, und kämpfte mit zusammengebissenen Zähnen gegen permanente Übelkeit, Krämpfe, Schmerzen und intervallweise auftretende Durchfallattacken an. Als ich schließlich von Marrakesch nach Paris flog, war ich körperlich und nervlich derart am Ende, dass ich dort zusammenbrach – nicht gerade das Highlight meiner Reise!

Nach diversen Behandlungen und ein paar Tagen Ruhe wurde ich aus dem Krankenhaus entlassen, obwohl ich immer noch unter massiven Beschwerden litt: starke Bauchschmerzen, Krämpfe, abwechselnd Durchfall und Verstopfung, Blähungen und ein geschwollener Bauch, Herzrasen, ständige Schwindelgefühle und immer wieder auftretende Anfälle von extremer

Übelkeit. Mehrere Wochen vergingen auf diese Weise. Ich war völlig erschöpft und von Ängsten gepeinigt. Ich weiß noch, wie es mir allein schon große Schwierigkeiten bereitete, zum Einkaufen zu meinem zwei Blocks entfernten Lebensmittelladen zu gehen. Um eine ernstere Erkrankung auszuschließen, unterzog ich mich einer ganzen Reihe von Untersuchungen. Man prüfte Herz-, Nieren- und Leberfunktion, und es wurde abgeklärt, ob ein Parasitenbefall vorlag. Die Ergebnisse waren alle unauffällig, und man sagte mir, dass sich meine Beschwerden voraussichtlich mit der Zeit legen würden. Dann entdeckte ich, dass bei mir ein klassischer Fall von post-infektiösem Reizdarmsyndrom vorlag, oder einfacher formuliert: Infolge einer Infektion reagierte mein Darm mit hartnäckigen Verdauungsproblemen.

Glücklicherweise hatte ich mich seit Jahren beruflich als Autor, Referent und praktizierender Behandler mit ganzheitlicher Medizin befasst und darum eine gewisse Vorstellung davon, was mir fehlte und wie ich möglichst bald wieder gesund werden könnte. Darum ließ ich selbst ein paar Tests durchführen. Es stellte sich heraus, dass die Mischung der Bakterien in meinem Magen-Darm-Trakt, die eigentlich aus einer hübschen, gesunden Population von »guten Keimen« wie dem Lactobacillus und dem Bifidobacterium mit nur wenigen »bösen Keimen« bestehen sollte, komplett auf dem Kopf stand. Ich kann es nicht mehr mit Sicherheit sagen, aber ich meine, noch nie zuvor derart verheerende Untersuchungsergebnisse gesehen zu haben. Es überraschte mich nicht, dass einer der führenden Wissenschaftler der Darmbakterienforschung, dem ich meine Geschichte bei einem Abendessen erzählte, ein gutes Stück von mir abrückte – angeblich Scherzes halber –, als ich ihm von meinen Laborwerten berichtete.

Nachdem ich eine gewisse Vorstellung davon hatte, wo ich

ansetzen musste, fing ich an zu recherchieren und einen Behandlungsplan aufzustellen. Durch eine ganze Palette von Maßnahmen, die von der Einnahme verschiedener Naturheilmittel über eine Ernährungsumstellung bis hin zu diversen Mind-Body-Therapien reichte, gelang es mir im Laufe der darauffolgenden Monate, meine Symptome so gut wie völlig zum Verschwinden zu bringen.

Mittlerweile kommt es nur noch gelegentlich zu einem kleineren Aufflackern von Beschwerden – ein hervorragendes Ergebnis, wenn man bedenkt, dass es sich hier um ein Krankheitsbild handelt, unter dem manche Menschen über Jahre hinweg schwer leiden.

Auf meinem Heilungsweg durchforstete ich sorgfältig alles, was es an populärwissenschaftlicher und wissenschaftlicher Literatur zu diesem Thema gibt, und stellte fest, dass es für Menschen mit meiner Art von Beschwerden nur wenig an wirklich Lesenswertem gab. Die Therapievorschläge beschränken sich meist auf eine Einzelmaßnahme wie die Gabe von Medikamenten, eine Ernährungsumstellung oder eine psychotherapeutische Behandlung. Nur selten werden die Symptome in einem größeren Zusammenhang betrachtet und ein umfassenderes Konzept entwickelt, in dem unterschiedliche Behandlungsformen kombiniert werden. Auch stellte ich fest, dass viele vielversprechende Erkenntnisse aus der wissenschaftlichen Literatur einfach nicht den Weg zu einem breiteren Publikum finden oder schlichtweg in Vergessenheit geraten. Und dann ist da noch die Vielzahl von dubiosen Informationen, die im Internet kursieren und vor allem von Leuten verbreitet werden, die ihre Produkte verkaufen wollen. Vieles mag gut gemeint sein, kann aber irreführend oder sogar schädlich wirken.

Und noch etwas fiel mir auf: Das Reizdarmsyndrom wird im Allgemeinen als ein mysteriöses Geschehen betrachtet. Man fasst unter dem Begriff ein verwirrendes Sammelsurium von

Symptomen mit unklarer Ursache zusammen, was vielleicht der Grund dafür sein mag, dass man mir zunächst riet, abzuwarten, nichts zu tun und auf das Beste zu hoffen – eine frustrierende Empfehlung, mit der viele Menschen leider nur zu gut vertraut sind. Ich stellte jedoch fest, dass es durchaus eine Vielzahl von Gründen gibt, warum Menschen diese hartnäckigen, nervtötenden Beschwerden haben. Diese Ursachen zu identifizieren und zu behandeln kann eine deutliche Linderung bewirken und die Symptome manchmal ganz zum Verschwinden bringen. In der Tat drückt man Patienten in vielen Fällen das Etikett »Reizdarmsyndrom« nur deshalb auf, weil die zugrunde liegende, therapierbare Ursache nicht identifiziert und entsprechend behandelt wurde.

Angesichts dieser Erkenntnisse und in dem Wissen, dass es Millionen von Menschen gibt, die täglich unter schweren Symptomen leiden, habe ich mich darangemacht, ein breites Spektrum an klinischen Forschungen und wissenschaftlichen Studien zu sichten, die Hoffnung auf Linderung, wenn nicht gar Heilung von Reizdarmbeschwerden machen.

Wie Sie sehen werden, kann jedes Verdauungsleiden individuell ganz unterschiedlich gelagert sein. So viele Symptome es gibt, so viele potenzielle Ursachen sind in Betracht zu ziehen. Dass es angesichts der Vielschichtigkeit der Problematik je eine Universallösung geben könnte, ob in Form einer magischen Diät oder Wunderpille, ist darum eher unwahrscheinlich. Wenn Sie aber mehr über Ihre Krankheit wissen und verstehen möchten, was in Ihrem Darm vorgeht, warum Ihre Symptome auftreten und welche Fragen Sie stellen müssen, um die für Sie passenden Antworten zu finden, dann können Sie sich – so meine Hoffnung – Linderung bei einer Vielzahl von Verdauungsproblemen verschaffen, die an Ihren Kräften und Nerven zehren und Ihnen ein gutes Stück Lebensqualität rauben.

TEIL 1: VERDAUUNGS- PROBLEME VERSTEHEN

Darmstörungen – eine Epidemie

Bauchschmerzen, Blähungen, Unbehawgen im Bauchraum und unregelmäßiger Stuhlgang sind die klassischen Zeichen des Reizdarmsyndroms; die Symptome beschränken sich jedoch nicht allein auf den Verdauungsapparat. Sie können daneben auch eine Vielzahl anderer Beschwerden von Muskelschmerzen über Erschöpfung bis hin zu Ängsten umfassen. Wenn Sie derartige Beschwerden haben, sind Sie nicht allein. Es gibt extrem viele Menschen, denen es genauso ergeht wie Ihnen. Schätzungsweise 5 bis 10 Prozent der Bevölkerung leiden am Reizdarmsyndrom, sodass wir es hier mit dem weltweit häufigsten Beschwerdebild im Bereich des Magen-Darm-Trakts zu tun haben.

Über viele Jahre hinweg wurden die Symptome des Reizdarmsyndroms (RDS; auch IBS vom Englischen *irritable bowel syndrome*) als rein psychosomatisch abgetan (man sprach früher dementsprechend von »nervöser Colitis«) oder auf eine ungesunde Ernährung geschoben. Inzwischen wissen wir, dass dies beides nicht stimmt. Trotzdem tut man sich bis heute mit der Einordnung schwer. Betroffene leiden also nicht nur unter ihren Beschwerden, sondern zusätzlich an dem Frust, nicht zu wissen, was genau es mit ihrer Krankheit auf sich hat.

Es ist wichtig zu wissen, dass sich die konventionelle medizinische Diagnose von RDS ausschließlich an einer Reihe von häufig auftretenden Begleiterscheinungen orientiert, es also per definitionem keine funktionellen Ursachen dafür gibt. Mit anderen Worten: Wenn man Ihnen den Stempel »Reizdarmsyndrom« aufdrückt, haben Sie zwar die Beschwerden. Dennoch wird sich kaum jemand damit befassen, was genau mit Ihrem Verdauungssystem nicht stimmt und warum die Symptome auftreten. Das Fehlen einer objektiven Diagnose, etwa in Form eines Bluttests, stellt eine noch größere Herausforderung dar. Zudem führt die Komplexität der im Bereich der Verdauung möglichen Störungen dazu, dass nicht nur die Betroffenen selbst, sondern auch Mediziner oft ratlos sind, sodass es häufig zu Fehldiagnosen und -behandlungen kommt.

Es gibt keine einfache Methode zur Ausheilung von RDS-Symptomen. Medikamente funktionieren bei den meisten Menschen nicht sonderlich gut, und keines von ihnen macht Hoffnung auf eine vollständige Genesung. Höchst bedenklich ist, dass es sich bei den am häufigsten eingesetzten Pharmazeutika um Schmerzmittel handelt oder die Betroffenen zur Selbstmedikation zu gefährlichen Betäubungsmitteln greifen, die bestenfalls eine leichte Linderung bewirken, aber massive Nebenwirkungen haben. Es überrascht nicht, dass sich die meisten RDS-Patienten auf einem ziemlich langen Leidensweg befinden.

Bei den meisten Betroffenen treten die Symptome täglich und seit vielen Jahren auf. Eine große Studie an Probanden mit RDS ergab, dass 50 Prozent ihre Beschwerden seit über zehn und bemerkenswerte 16 Prozent sogar seit bis zu 30 Jahren hatten. Alarmierenderweise traten die Symptome bei 57 Prozent täglich, bei 25 Prozent in wöchentlichen und bei 14 Prozent in monatlichen Intervallen auf.[1] Mit einer Erkrankung des Verdauungsapparats zu leben kann das Leben zur Hölle machen. Eine Erkrankung ist mit einer erschreckenden Einbuße an Lebensqualität verbunden. Einschränkungen in der Ernährung, Stimmungsbeeinträchtigungen und Symptome wie Schmerzen, Blähungen, Verstopfung und Durchfall machen es unmöglich, ein normales Leben zu führen. Im Durchschnitt gehen RDS-Patienten pro Jahr zehn Wochen Zeit für alltägliche Aktivitäten verloren, und ihre Beschwerden sind so gravierend, dass sie eigenen Aussagen zufolge, wenn sie die Wahl hätten, lieber auf 25 Prozent ihrer verbleibenden Lebenszeit (durchschnittlich 15 Jahre) verzichten würden, als weiter mit ihren Problemen zu leben.[2]

Warum die Symptomatik Mediziner bis heute immer wieder vor Rätsel stellt, liegt an der Komplexität des Krankheitsbilds und der Vielzahl an beteiligten Umweltfaktoren, auf die genetisch entsprechend disponierte Menschen reagieren.[3] Mit anderen Worten: Ihr Verdauungssystem ist Ihr Schwachpunkt, und Ihre Beschwerden können von einer Reihe unterschiedlicher Faktoren verursacht werden. Es gibt also nicht einen, sondern viele verschiedene Auslöser, die zur Entstehung von Magen-Darm-Problemen führen. Die genauen Gründe im Einzelfall abzuklären ist darum kein einfaches Unterfangen, und oft steckt mehr als eine Ursache dahinter.

Die in jüngerer Zeit eingetretenen Veränderungen im Hinblick auf die Umwelt und die Lebensweise können erklären, weshalb Verdauungsbeschwerden mittlerweile derart häufig auftreten. Es wird vermutet, dass es sich bei RDS wie bei anderen chronischen Beschwerdebildern – etwa Herzerkrankungen oder Fettleibigkeit – um eine moderne Zivilisationskrankheit handelt. In der Tat steigt die RDS-Rate in der Bevölkerung in dem Maße an, wie sich eine Gesellschaft modernisiert.[4] Dieser kulturelle Anpassungsprozess bringt einen dramatischen Wandel der Lebensweise mit sich: mehr psychischer Stress, mangelnder Schlaf, ein Umbruch in den Ernährungsgewohnheiten, ein geringeres Maß an körperlicher Aktivität, soziale Isolation und eine Belastung mit Arzneistoffen und Umweltgiften – all dies sind typische Erscheinungen unseres heutigen Lebens, die sich negativ auf die Funktion unserer Verdauung auswirken können.

Obwohl nicht selten eine familiäre Veranlagung zu RDS vorliegt und man in Untersuchungen festgestellt hat, dass manche Gene die Anfälligkeit für Verdauungsstörungen erhöhen, geht man im Allgemeinen davon aus, dass der genetische Anteil am Krankheitsgeschehen eher gering ist. Man glaubt vielmehr, dass eine Vielzahl von Umweltfaktoren in Kombination mit einer subtilen genetischen Prädisposition den Hintergrund bildet. Mit anderen Worten: Bei manchen Menschen ist der Darm ein Schwachpunkt, und diese veranlagungsbedingte Schwäche kann sich, wenn die entsprechenden Störfaktoren dazukommen, in Form von schwersten, chronischen Beschwerden äußern.

RDS wird vielfach noch immer als Symptomatik ohne greifbare Ursache abgetan. Dieser Auffassung widersprechen jedoch aktuelle Studien, die eindeutige Auslöser identifizieren und durch deren Behandlung eine signifikante Linderung, wenn nicht gar komplette Ausheilung der Symptome erreicht werden konnten.

Auch die Vorstellung, dass RDS mit keiner tieferen Störung im Magen-Darm-System in Verbindung steht, ist nicht länger haltbar. In Untersuchungen wurden Veränderungen im gastroenterologischen System nachgewiesen, die viele der Symptome mit erklären können. Die Art der Störung mag von Person zu Person unterschiedlich sein, dennoch gibt es Gemeinsamkeiten, die sich durch entsprechende Tests identifizieren und mit erstaunlich guten Ergebnissen behandeln lassen.

Diese Entdeckungen lassen Verdauungsbeschwerden in neuem Licht erscheinen – als komplexes Problem mit greifbarem, ausgesprochen realem Hintergrund. Dies gibt Anlass zur Hoffnung, denn wenn es gelingt, die Wurzeln einer Krankheit zu identifizieren und zu beseitigen, ist dies ein großer Schritt Richtung Heilung.

Dieses Buch nimmt Sie mit auf eine Reise durch die aktuelle Forschung, um Ihnen ein besseres Verständnis vom Geschehen in Ihrem Darm zu vermitteln und aufzuzeigen, warum die Gesundheit Ihres Verdauungssystems mit der Gesundheit Ihres Körpers in Zusammenhang steht. Gleichzeitig geht es den Ursachen Ihrer Beschwerden auf den Grund und gibt Ihnen das notwendige Wissen, um diese auszuräumen. So können Sie selbst Ihren Darum sanieren und Ihr Allgemeinbefinden insgesamt verbessern.

Neun weitverbreitete Mythen

Mythos 1: Es ist alles nur im Kopf

Lange Zeit dachte man, RDS-Symptome seien rein psychisch verursacht, und noch immer bekommen Menschen mit chronischen Darmbeschwerden zu hören, dass ihre Probleme alle nur im Kopf seien. Nun, sie sind in Ihrem Kopf, aber auf ganz andere Weise, als Sie denken! Mehrere Studien haben bei Betroffenen eine erhöhte Belastung mit Stress und Ängsten und sogar funktionelle Veränderungen im Gehirn festgestellt. Dies aber zeigt nur die eine Hälfte des Bildes.

Der Kopf ist Teil des Magen-Darm-Systems. Diese Aussage mag leicht verrückt klingen, aber Gehirn und Darm sind über die sogenannte Darm-Hirn-Achse, einem Netzwerk aus Nerven und Hormonen, aufs Engste miteinander verknüpft und stehen in ständiger Kommunikation. Durch die laufende Übermittlung von Signalen kann der Darm dem Gehirn mitteilen, ob wir hungrig oder satt sind, und das Gehirn den Darm benachrichtigen, wenn wir Stress empfinden oder Angst haben. Das Interessante ist, dass der Darm Einfluss auf unsere Gefühle nehmen kann, aber mehr dazu später.

Es ist also Fakt, dass Gehirn und Darm eng miteinander verbunden sind und eine Störung in einem Bereich auch den anderen Bereich beeinträchtigen kann. So wie Stress Verdauungsprobleme auslösen kann, können Verdauungsprobleme Stress auslösen. Wenn Ihnen also jemand sagt, Ihre Probleme seien alle nur im Kopf, dann weisen Sie diese Person höflich darauf hin, dass ihr eigenes Gehirn nach aktuellem Stand der Wissenschaft im Darm sitzt. Stress, Depressionen und Ängste treten bei Menschen, die an Verdauungskrankheiten leiden, ausgesprochen häufig auf, doch in den allermeisten Fällen handelt es sich bei solchen Störungen eher um Symptome als um Ursachen.

Mythos 2: Es gibt keine bekannten Ursachen
Wie Sie bei der Lektüre dieses Buchs noch feststellen werden, gibt es eine Vielzahl äußerst unterschiedlicher potenzieller Ursachen für Verdauungsbeschwerden, und auch die Symptome sind äußerst verschieden, sodass man das Geschehen nur im Gesamtzusammenhang begreifen kann. Fehldiagnosen und -behandlungen sind darum gang und gäbe. Medikamente bringen bei RDS nur selten wirkliche Besserung, weil sie lediglich innerhalb einer schmalen Bandbreite wirksam sind.

Eine Diagnose (d.h. die Einordnung einer Krankheit aufgrund von Symptomen oder Tests) kann zwar hilfreich sein, aber es macht wesentlich mehr Sinn, den tieferen Ursachen auf die Spur zu kommen. Würden Sie es nicht auch vorziehen, wenn man die tieferen Zusammenhänge abklären und Ihnen helfen würde, Ihren Beschwerden auf den Grund zu gehen, statt Ihnen einfach das Etikett »RDS« aufzudrücken?

Dieses Buch will Ihnen helfen, einer breiten Palette an möglichen Ursachen nachzuforschen, sodass Sie eine langfristige Besserung erzielen und sich mit den Auslösern auseinandersetzen können, statt als Reizdarmpatient mit wenig Hoffnung auf Genesung abgestempelt zu werden. In der Tat kann es zahlreiche Erklärungen dafür geben, warum Menschen an Verdauungsbeschwerden leiden, und es gibt viele Dinge, die man dagegen tun kann.

Mythos 3: Die Symptome verschwinden mit der Zeit von allein
Bei manchen Menschen treten Verdauungsbeschwerden in Intervallen auf, und manchmal verschwinden sie tatsächlich nach einiger Zeit wieder. Meistens aber handelt es sich leider um bleibende Probleme; manche der Betroffenen haben sogar ein Leben lang damit zu tun. Zudem gibt es Hinweise darauf, dass RDS das Risiko der sogenannten chronisch-entzündlichen Darmerkrankung (CED; auch IBD vom Englischen *Inflammatory Bowel Disease*) erhöht, einer ernsten, die Lebensqualität stark beeinträchtigenden Autoimmunstörung. Manche Experten betrachten RDS sogar als eine milde Vorstufe von CED. In der Tat gibt es zwischen beiden viele Ähnlichkeiten, und bei RDS tritt CED mit deutlich (bis zu 15-fach) erhöhter Wahrscheinlichkeit auf.[5] Die gute Nachricht ist, dass Ihre Symptome mit der Zeit sehr wahrscheinlich verschwinden

werden, sobald Sie die tieferen Ursachen erkannt und beseitigt haben.

Sich mit Ihren Symptomen in der Hoffnung abzufinden, dass sich diese irgendwann von allein bessern werden, bringt Sie jedoch nicht weiter. Sie müssen Ihre Probleme bei den Wurzeln packen! Sollte sich beispielsweise herausstellen, dass Sie an einer Nahrungsmittelunverträglichkeit leiden und irgendetwas in Ihrer Ernährung Ihre Symptome verschlimmert, werden sich diese kaum wie durch Zauberhand mit der Zeit – oder durch den Einsatz von Medikamenten – in Luft auflösen, solange sie das problematische Lebensmittel weiter verzehren.

Dieses Buch verspricht keine Wunderheilung. Es stellt Ihnen jedoch das nötige Wissen und Instrumentarium zur Verfügung, um die Zügel selbst in die Hand zu nehmen, statt in dem Vertrauen abzuwarten, dass sich Ihr Zustand schon irgendwie bessern wird. Wenn Sie handeln, können sich Ihre Symptome in der Tat mit der Zeit bessern, und manchmal kann dies sogar sehr schnell geschehen.

Mythos 4: Probiotische Nahrungsergänzungsmittel bringen nichts

Die Medien lieben reißerische Botschaften und stellen Forschungsergebnisse oft verzerrt dar. Die Berichterstattung zum Thema probiotische Nahrungsergänzungsmittel stellt hier keine Ausnahme dar. Es ist nicht etwa so, dass die Leute, die solche Artikel schreiben, unrecht hätten oder bösartig wären, wir dürfen nur einfach nicht so naiv an die in den Medien unter fett gedruckten Überschriften verbreiteten Informationen über wissenschaftliche Studien herangehen.

Wenn wir uns mit den Wirkungen von Nahrungsergänzungsmitteln wie Probiotika befassen wollen, müssen wir den Stand der Forschung insgesamt betrachten. Liest man einzelne

Studien, kann dies leicht ein verzerrtes Bild ergeben. Genau diese aber sind im Allgemeinen Gegenstand der Berichterstattung, was dann vielleicht folgende Schlagzeile ergibt: »Probiotische Nahrungsergänzungsmittel sind nutzlos«. Was aber haben Tausende von anderen Studien herausgefunden?

Manche Probiotika haben sich als außerordentlich wirksam bei weitverbreiteten Verdauungsbeschwerden wie Blähungen, Schmerzen und Durchfall erwiesen, aber nicht alle (selbst solche, für die in der einen oder anderen Hinsicht ein positiver Effekt nachgewiesen wurde) funktionieren bei jedem. Die Wahrheit ist also, dass bestimmte Probiotika bei manchen Menschen sehr viel bringen. Sie können erwiesenermaßen nicht nur Symptome lindern, sondern auch dazu beitragen, das Gleichgewicht der Darmbakterien zu verbessern, in dessen Störung womöglich eine der tieferen Ursachen für Verdauungsprobleme zu sehen ist.

Mythos 5: Die Ernährung hat nichts damit zu tun
Viele Menschen, die unter Verdauungsproblemen leiden, glauben, dass die Ernährung an ihren Symptomen schuld sei. Leider berücksichtigen manche der diätetischen Empfehlungen für RDS nicht den aktuellen Forschungsstand und werden dem Krankheitsbild nicht gerecht, weil sie nur allgemeine Ratschläge für eine gesunde Ernährung geben, die meist gar nichts bringen.

Häufig heißt es, man solle einfach eine gesunde, ausgewogene Kost zu sich nehmen, was für viele Menschen mit Verdauungsproblemen ziemlich katastrophale Folgen haben könnte. Es gibt zahlreiche scheinbar gesunde Lebensmittel, die eine Symptomverschlimmerung bewirken oder sogar die eigentliche Ursache des Problems sein könnten, obwohl sie als vorteilhaft gepriesen werden.

Wie sagt der alte Spruch so schön? »Des einen Nahrung ist

des anderen Gift.« Ein für alle gleichermaßen gültiges Patentrezept für eine gute Ernährung gibt es einfach nicht. Dieses Buch hilft Ihnen, die Lebensmittel zu identifizieren, die Ihnen womöglich, auch wenn Sie es nie vermutet hätten, Probleme bereiten, und versetzt Sie so in die Lage, Ihre persönlichen Essgewohnheiten im Hinblick auf eine gesunde Verdauung zu optimieren.

Die Ernährung umzustellen mag nicht in jedem Fall die Lösung sein, doch bei manchen Betroffenen liegt hier die Hauptursache für die Beschwerden. Sie spielt in diesem Zusammenhang tatsächlich eine außerordentlich wichtige Rolle, aber vielleicht nicht in der Art und Weise, wie man Sie bisher glauben machte.

Mythos 6: Sie müssen mehr Ballaststoffe essen
Alte Studien kamen zu dem Schluss, dass der Verzehr von mehr Ballaststoffen gegen Blähungen, Schmerzen, Verstopfung oder Durchfall hilft, und seither wird gern dazu geraten. Doch diese Untersuchungen wiesen schwerwiegende strukturelle Mängel auf, und wir wissen heute, dass Ballaststoffe in manchen Fällen die Beschwerden sogar drastisch verschlimmern können.

In der Tat wurde in bahnbrechenden Arbeiten zur diätetischen Behandlung von funktionellen Störungen des Verdauungsapparats festgestellt, dass die Reduktion des Ballaststoffanteils zu einer erheblichen Symptomlinderung führen kann – eine Erkenntnis, die das Mantra »Esst mehr Ballaststoffe« mit einem Schlag vom Tisch fegt. Es scheint auch darauf anzukommen, welche Ballaststoffe genau verzehrt werden, denn manche verschlimmern die Beschwerden, während andere sie reduzieren können.

Sollten Sie also festgestellt haben, dass es Ihnen nichts bringt oder sich Ihr Zustand sogar verschlechtert, wenn Sie mehr Ballaststoffe zu sich nehmen, machen Sie sich nichts draus! Sie sind nicht allein. In diesem Buch erfahren Sie, auf welche Weise bestimmte Ballaststoffe zu einer Symptomverschlimmerung führen und weshalb dies so ist. Anhand dieses Wissens können Sie Ihre Ernährung so umstellen, dass Sie keine weiteren akuten Attacken mehr zu befürchten haben. Zudem erfahren Sie, welche Arten von Ballaststoffen wirklich zu einer Sanierung Ihres Darms beitragen können.

Mythos 7: Die Symptome betreffen nur den Darm

Eines der größten Missverständnisse im Hinblick auf Verdauungsstörungen und womöglich gar des menschlichen Körpers insgesamt liegt in der Vorstellung, Beschwerden in einem Bereich würden in keinerlei Zusammenhang mit Beschwerden in einem anderen Bereich stehen. Im Körper ist alles miteinander verbunden und funktioniert synchron. Probleme mit der Verdauung haben also mit Problemen im ganzen übrigen Körper zu tun.

Wer unter Verdauungsstörungen leidet, hat häufig auch Symptome, die die mentalen Funktionen, die emotionale Befindlichkeit, den Schlaf, die Muskulatur, die Gelenke und die Schmerzempfindlichkeit, den energetischen Zustand des Körpers, das Wasserlassen und die Sexualität betreffen. Dass sie auftreten, ist kein Zufall. Sie stehen meist in ursächlichem Zusammenhang mit Problemen im übrigen Körper.

Statt Ihre Beschwerden rein lokal zu betrachten, stellen Sie sich das Ganze lieber als ein komplexes Geschehen vor, das viele verschiedene Bereiche Ihres Körpers betrifft und eine alarmierende Bandbreite von Symptomen nach sich ziehen kann, die weit über die Verdauung hinausreichen.

Mythos 8: Medikamente sind die Lösung
Leider gibt es keine Medikamente, mit denen sich RDS-Symptome wirklich kurieren lassen, und es ist unwahrscheinlich, dass es je eine entsprechende Wunderdroge geben wird. Manche Mittel werden eingesetzt, um bestimmte Symptome wie zum Beispiel schweren Durchfall in den Griff zu bekommen, aber ihre Wirksamkeit im Hinblick auf die Beschwerden, die Betroffenen am meisten zusetzen – Bauchschmerzen und Blähungen –, ist durchweg enttäuschend.

Dass Verdauungsstörungen sich mit einer medikamentösen Behandlung kaum beseitigen lassen, liegt an der zielgerichteten Wirkung von Arzneistoffen etwa auf einen bestimmten Zellrezeptor oder biochemischen Pfad. Bei den meisten Menschen liegen den Problemen vielfältige Faktoren zugrunde, die den Darm, das Gehirn, das Immun- und Nervensystem betreffen. Diese mit einem einzelnen Medikament anzusprechen ist nur in sehr begrenztem Maße möglich. Zudem können die Symptome auf eine Vielzahl von Ursachen zurückzuführen sein, etwa die Ernährung oder Veränderungen in der bakteriellen Darmflora. Logischerweise ist es darum deutlich effizienter, den eigentlichen Verursachern auf die Spur zu kommen und diese zu beseitigen, statt mit einer chemischen Substanz gegen die Symptome vorzugehen. Selbst wenn Medikamente Linderung bringen könnten und dies womöglich sogar tun, ändert das nichts an der grundsätzlichen Frage, warum das Problem überhaupt auftritt.

Mythos 9: Es gibt keine Heilung
Die Symptome von RDS sind heilbar, jedoch nicht im traditionellen Sinne einer Patentlösung, die für alle passt. Welche Behandlungsstrategie die richtige ist, ist von Person zu Person verschieden, und in den meisten Fällen muss an unterschiedlichen Stellen von der Ernährung über die individuellen Verhal-

tensweisen bis hin zum Lebensstil angesetzt werden. Wenn es Ihnen gelingt, die Ursachen in den Griff zu bekommen, die hinter Ihren ganz persönlichen Symptomen stecken, können Sie erhebliche Verbesserungen erzielen und Ihr Beschwerdebild womöglich sogar ganz überwinden, obwohl es dazu einiges an Lernaufwand und Selbsterforschung, so manchen Versuch und Irrtum und lebenslanger Achtsamkeit bedarf.

Vielleicht ist das ein wenig viel verlangt in unserer heutigen, auf schnelle Lösungen programmierten Welt, in der man jedes Wehwehchen mit der passenden Pille zu kurieren versucht, aber wie Sie wissen, ist das Versprechen einer sofortigen Heilung oft nur Illusion. Die moderne Medizin hält nicht alle Antworten parat, und es gilt zu begreifen, dass es sich bei Erkrankungen des Verdauungsapparats um ein komplexes Geschehen handelt, bei dem viele erschwerende Faktoren mit im Spiel sind. Sie können Ihre Symptome ignorieren und weiter leiden oder Ihre Gesundheit selbst in die Hand nehmen und proaktiv an die Sache herangehen, um dann die Symptomfreiheit zu genießen.

Leiden Sie am Reizdarmsyndrom?

Um es vereinfachend auf den Punkt zu bringen: Wenn Sie Bauchschmerzen, Blähungen, Unbehagen im Bauchraum und unregelmäßige Stuhlgänge plagen, trifft höchstwahrscheinlich die Diagnose Reizdarmsyndrom, kurz RDS, auf Sie zu. Aber das Thema ist weitaus komplizierter. Schauen wir uns das Ganze also einmal genauer an.

Sollten Sie an den oben aufgeführten Beschwerden leiden, sind Sie nicht allein. RDS betrifft fast jeden fünften Menschen und gehört damit zu den häufigsten Verdauungsstörungen überhaupt.[1] Doch ungeachtet seiner flächendeckenden Verbreitung wird es von Ärzten nicht immer zuverlässig erkannt. Vielen Menschen stellt man eine falsche Diagnose, was dann natürlich zu Fehlbehandlungen führt.[2] Erschwerend kommt hinzu, dass manche Mediziner immer noch an der alten, irrigen Auffassung festhalten, das Krankheitsbild habe seine Wurzeln ohnehin im Kopf, sodass sie es als rein psychosomatisch abtun. Es gibt keinen einzigen Labortest, mit dem sich RDS feststellen ließe, und so stützt sich die Beurteilung auf die Rom-III-Kriterien zur Diagnose von funktionellen Störungen des menschlichen Verdauungsapparats. Diese wurden von der sogenannten Konsensus-Konferenz herausgegeben, einem – wie der Name bereits verrät – in Rom tagenden profitunabhängigen Expertenkomitee. Die Rom-III-Kriterien liefern eine einfache Definition:

Innerhalb der letzten drei Monate an mindestens drei Tagen im Monat abdominelle Schmerzen oder Unbehagen* mit zwei der drei Eigenschaften:

1. Linderung durch Stuhlgang
2. Beginn der Schmerzen verbunden mit einer Veränderung der Stuhlhäufigkeit
3. Beginn der Schmerzen verbunden mit einer Veränderung der Stuhlkonsistenz

*Unbehagen wird als »unkomfortables Gefühl, kein Schmerz« definiert.

Wer also gelegentlich Bauchschmerzen oder Unbehagen im Bauchraum verspürt und seit mindestens drei Monaten einen veränderten Stuhlgang hat, fällt demnach unter die Diagnose RDS. Sollten Sie tatsächlich am Reizdarm leiden, dürfte Ihnen jedoch auf den ersten Blick klar sein, dass dies eine, sagen wir mal, reichlich unzulängliche Beschreibung ist. In Wirklichkeit nämlich sind die Symptome sehr viel vielfältiger und treten oftmals deutlich häufiger auf. Wir werden uns an anderer Stelle noch ausführlich mit ihnen befassen.

Die Rom-III-Kriterien sehen außerdem eine Unterscheidung in drei Subtypen vor, je nachdem, ob Verstopfung, Durchfall oder eine Kombination von beidem das dominante Symptom ist:

SUBTYP 1: RDS-D (mit Diarrhö): weicher oder wässriger Stuhl bei mindestens 25 Prozent und harter oder klumpiger Stuhl bei weniger als 25 Prozent aller Darmentleerungen
SUBTYP 2: RDS-O (mit Obstipation): harter oder klumpiger Stuhl bei mindestens 25 Prozent und weicher oder wässriger Stuhl bei weniger als 25 Prozent aller Darmentleerungen
SUBTYP 3: RDS-M (Mischform oder zyklisches Auftreten): harter oder klumpiger Stuhl bei mindestens 25 Prozent und weicher oder wässriger Stuhl bei mindestens 25 Prozent aller Darmentleerungen

Das Problematische an dieser Einordnung ist, dass sich der Zustand vieler Betroffener immer wieder ändert, sodass sie zwischen allen Subtypen hin- und herpendeln. Die Behandlung orientiert sich meist an dem Subtyp, der sich als dominant erweist. So wird man Ihnen zum Beispiel bei RDS-D ein Mittel gegen Durchfall verordnen.

Es sei an dieser Stelle der Hinweis erlaubt, dass die Rom-III-Kriterien eher den Hirnen von Experten entsprungen sind, als sich an einer Auseinandersetzung mit der realen Bandbreite der Be-

Leiden Sie am Reizdarmsyndrom?

schwerden zu orientieren, an denen Menschen mit RDS tatsächlich leiden. Sie taugen mehr zu Forschungszwecken als zur Diagnose. In der Tat wurde in einer wissenschaftlichen Fachzeitschrift darauf hingewiesen, dass die Richtigkeit der Rom-III-Kriterien nicht erwiesen ist. Mit anderen Worten, sie sind nichts, worauf man sich ausschließlich verlassen sollte.[3]

Welche Symptome sind also kennzeichnend für RDS? Neben den in den Rom-III-Kriterien beschriebenen ist eine Vielzahl weiterer Beschwerden zu nennen. Beantworten Sie die folgenden Fragen, um zu sehen, welche der gängigeren Ihnen vertraut sind.

Kreuzen Sie »Ja« an, wenn bei Ihnen das jeweilige Symptom im letzten Monat an mehr als drei Tagen pro Woche aufgetreten ist.

1. Leiden Sie unter Bauchschmerzen oder Unbehagen im Bauchraum? Ja ☒ Nein ☐
2. Bessern sich die Schmerzen bzw. das Unbehagen nach dem Stuhlgang? Ja ☐ Nein ☒
3. Verändern sich die Schmerzen bzw. das Unbehagen mit dem Stuhlgang? Ja ☒ Nein ☐
4. Fühlen Sie sich aufgebläht oder aufgetrieben? Ja ☒ Nein ☐
5. Ist Ihr Bauch sichtbar aufgebläht? Ja ☒ Nein ☐
6. Leiden Sie unter Verstopfung (harter, klumpiger Stuhl)? Ja ☐ Nein ☒
7. Leiden Sie an Durchfall (weicher, wässriger Stuhl)? Ja ☒ Nein ☐
8. Leiden Sie an einer Kombination aus Verstopfung und Durchfall? Ja ☐ Nein ☒
9. Treten Bauchschmerzen und Krämpfe auf? Ja ☒ Nein ☐

10. Leiden Sie an übermäßiger Gasbildung?   Ja ☒   Nein ☐
11. Leiden Sie unter heftigem Stuhldrang, sodass Sie das Gefühl haben, sofort eine Toilette aufsuchen zu müssen?   Ja ☒   Nein ☐
12. Pressen Sie beim Stuhlgang stark?   Ja ☐   Nein ☒
13. Erhöht sich die Häufigkeit des Stuhlgangs, wenn die Schmerzen einsetzen?   Ja ☐   Nein ☒
14. Wird Ihr Stuhl weicher, wenn die Schmerzen einsetzen?   Ja ☒   Nein ☐
15. Haben Sie ein Gefühl der unvollkommenen Stuhlentleerung?   Ja ☐   Nein ☒
16. Bemerken Sie Schleimablagerungen an Ihrem Stuhl?   Ja ☐   Nein ☒
17. Leiden Sie unter Reflux oder Sodbrennen?   Ja ☐   Nein ☒
18. Verschlechtern sich Ihre Symptome nach dem Essen?   Ja ☒   Nein ☐
19. Verschlechtern sich Ihre Symptome im Laufe des Tages?   Ja ☐   Nein ☒
20. Besteht ein Zusammenhang zwischen Ihren Symptomen und Stress?   Ja ☐   Nein ☒
21. Leiden Sie an Depressionen und/oder Ängsten?   Ja ☒   Nein ☐
22. Leiden Sie an chronischer Erschöpfung und Müdigkeit?   Ja ☒   Nein ☐
23. Leiden Sie an Muskelziehen und Schmerzen?   Ja ☒   Nein ☐

Wenn Sie die Fragen 1, 2 oder 3 mit »Ja« beantwortet haben, fallen Sie unter die offizielle RDS-Definition. In Wirklichkeit aber ist eine Vielzahl anderer, häufig auftretender Symptome bekannt, sodass die Bandbreite Ihrer Beschwerden sehr wahrscheinlich deutlich größer ist.

Leiden Sie am Reizdarmsyndrom?

Wie Sie sehen, ist RDS von vielfältigen Symptomen begleitet. Mag sein, dass nicht alle bei Ihnen auftreten, aber einige davon sind Ihnen sicher vertraut. Es ist also festzuhalten, dass das Beschwerdebild weit über die Beschreibung des Rom-III-Kriterienkatalogs hinausreicht. Es handelt sich vielmehr um eine Kombination verschiedener Symptome, die von Verdauungsbeschwerden bis hin zu Problemen reichen, die in keinem unmittelbaren Zusammenhang mit dem Magen-Darm-Trakt stehen, etwa chronische Erschöpfung, Ängste oder Muskelschmerzen.

Die gängigen Verdauungssymptome verstehen

Verstopfung (Obstipation)
Verstopfung ist ein ausgesprochen häufiges Phänomen. In einer groß angelegten Studie in den USA mit über 10 000 Teilnehmern gaben 14,7 Prozent an, an Verstopfung zu leiden, und beinahe die Hälfte davon seit über fünf Jahren.[4] Viele der Betroffenen fallen unter die offiziellen RDS-Kriterien.

Eine der Schwierigkeiten bei der Definition von Verstopfung liegt jedoch darin, dass jeder etwas anderes darunter zu verstehen scheint. Selbst die Meinungen medizinischer Experten gehen auseinander. Das von ihnen am meisten herangezogene Merkmal ist jedoch die Häufigkeit. Demnach sind weniger als drei Stuhlgänge pro Woche das entscheidende Diagnosemerkmal, obwohl sich daraus keine wirklich korrekte Definition ableiten lässt. Fragt man Laien, was sie unter Verstopfung verstehen, denken diese meist nicht in erster Linie an die Häufigkeit. Im Vordergrund stehen hier vielmehr Symptome wie Pressen, eine harte, klumpige Stuhlkonsistenz, Blähungen, Unbehagen im Bauchraum, unproduktiver Stuhldrang, die Unfähigkeit, die Stuhlentleerung willentlich herbeizuführen, viel zu lange Sitzungen auf der Toilette oder ein Gefühl der unvollständigen Entleerung.[5, 6]

Um die Dinge noch zu verkomplizieren, scheint das, was man unter einem »normalen« Stuhlgang versteht, noch dazu von Person zu Person sehr unterschiedlich zu sein. In Befragungen geben die meisten Menschen (98 Prozent) an, normalerweise zwischen dreimal täglich und dreimal wöchentlich Stuhlgang zu haben. Sie sehen also, dass eine rein auf Häufigkeit basierende Definition keinen wirklichen Aufschluss bringt.[7]

Um eine konkrete diagnostische Basis zu schaffen, wurde in die Rom-III-Kriterien auch eine Definition für Verstopfung aufgenommen.

Auftreten von zwei oder mehr der folgenden Symptome im letzten Monat:

> Pressen bei mehr als 25 Prozent der Stuhlgänge
> Harter oder klumpiger Stuhl bei mehr als 25 Prozent der Stuhlgänge
> Gefühl der unvollständigen Entleerung in mehr als 25 Prozent der Stuhlgänge
> Gefühl der anorektalen (den After und Mastdarm betreffende) Enge/Blockade bei mehr als 25 Prozent der Stuhlgänge
> Manuelle Unterstützung (also der Einsatz von Fingern oder das Drücken gegen den Beckenboden) zur Ermöglichung von mehr als 25 Prozent der Stuhlgänge.
> Weniger als drei Stuhlgänge pro Woche

Auch kommt es ohne Laxantiengebrauch (d. h. die Einnahme von Abführmitteln) nur selten zur Ausscheidung von weichem, ungeformtem Stuhl.

Leiden Sie am Reizdarmsyndrom?

Es sei Ihnen verziehen, wenn Sie bereits beim Lesen des Worts »Auftreten« innerlich abgeschaltet haben. Viele Menschen können mit dieser Definition wenig anfangen. Glücklicherweise wurde von einem Team von Wissenschaftlern der Universität Bristol in England eine wesentlich verständlichere und aussagekräftigere Definition entwickelt, die sogenannte Bristol-Stuhlformen-Skala.[8] Sie ist insofern genial, als man anhand einer einfachen, bebilderten Übersicht auch eine Vorstellung von der Verweildauer im Magen-Darm-Trakt gewinnt, also der Zeit, die die Nahrung braucht, um vom Mund durch den Verdauungstrakt bis zum Anus zu gelangen.

Im Normalfall beträgt die Verweildauer durchschnittlich 30 bis 40 Stunden, wobei 70 Stunden (drei Tage) am oberen Rand des Normalbereichs liegen.[9] Bei RDS liegt sie bei nur sieben Stunden bei Durchfall und bis zu 96 Stunden bei Verstopfung.[10] Eine lange Verweildauer, wie sie anhand der Bristol-Stuhlformen-Skala zu erkennen ist, liefert ein hervorragendes Indiz für das Vorliegen einer Verstopfung und sagt wesentlich mehr aus als der Blick auf die Stuhlhäufigkeit.[11]

Es ist ganz einfach: Bei einer langsamen Darmpassage wird der Stuhl hart und klumpig (Typ 1 und 2 auf der Skala), was zu Pressen, Entleerungsschwierigkeiten und Unbehagen führt. Typ 1 und 2 auf der Skala sind Zeichen einer Verstopfung. Bei einer verlangsamten Passage durch den Darm erhöht sich die Verweildauer im Dickdarm, und der Stuhl neigt zum Austrocknen, weil das darin enthaltene Wasser vom Körper resorbiert wird; darum die trockene, kompakte Form.

Ideal ist Stuhl des Typs 3 oder besser noch Typ 4, der weich genug ist, um eine leichte Entleerung zu ermöglichen. Höhere Ziffern (5, 6 und 7) liegen im Bereich einer kurzen Verweildauer und gehen in Richtung wässriger Durchfall.

Die Bristol-Stuhlformen-Skala

langsame Passage

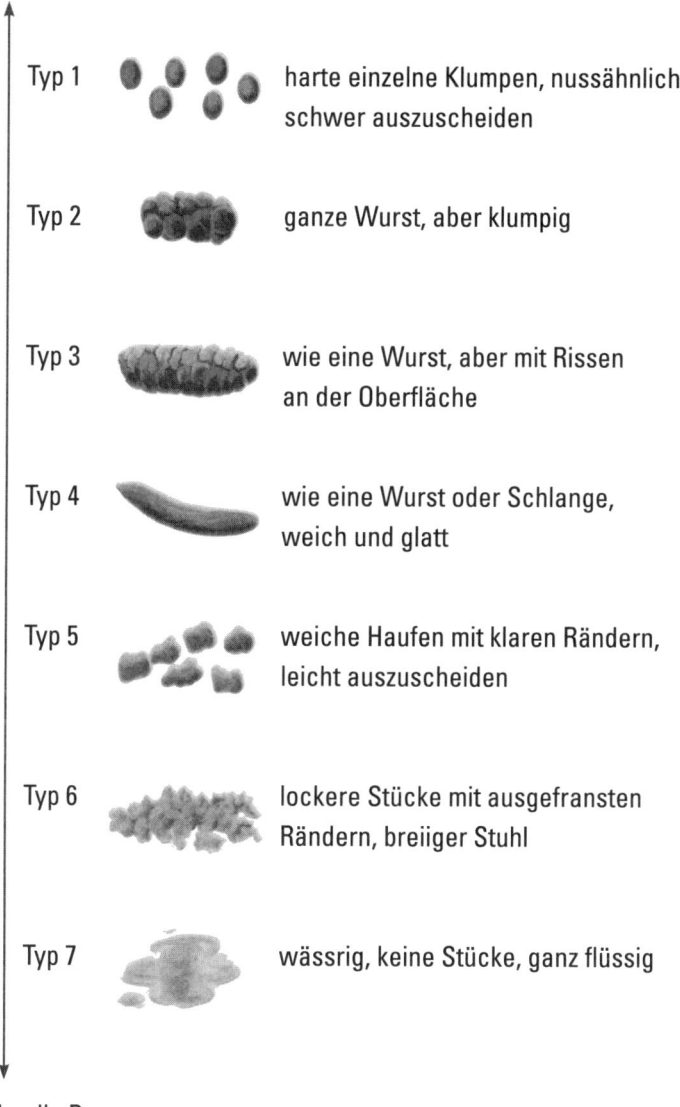

Typ 1 — harte einzelne Klumpen, nussähnlich, schwer auszuscheiden

Typ 2 — ganze Wurst, aber klumpig

Typ 3 — wie eine Wurst, aber mit Rissen an der Oberfläche

Typ 4 — wie eine Wurst oder Schlange, weich und glatt

Typ 5 — weiche Haufen mit klaren Rändern, leicht auszuscheiden

Typ 6 — lockere Stücke mit ausgefransten Rändern, breiiger Stuhl

Typ 7 — wässrig, keine Stücke, ganz flüssig

schnelle Passage

Durchfall (Diarrhö)
Wie Verstopfung stellt auch Durchfall ein weitverbreitetes Problem dar. In einer in den USA durchgeführten Studie mit über 1000 Teilnehmern berichtet jeder Vierte, an chronischem Durchfall zu leiden.[12] Schätzungsweise 70 Prozent der von RDS Betroffenen haben Durchfall, die eine Hälfte davon die meiste Zeit über und die andere im Wechsel mit Verstopfung.[13]

Mit chronischem Durchfall zu leben bereitet extremen Stress und ist schwer erträglich. Nicht zu wissen, wann die nächste Attacke kommt, immer vorausplanen zu müssen und stets Gefahr zu laufen, in eine peinliche Situation zu geraten, stellt eine starke Beeinträchtigung der Lebensqualität und des psychischen Wohlbefindens dar und kann Unruhe, Ängste und Panik auslösen. Eine Studie am britischen South Manchester University Hospital kam zu dem Schluss, dass viele Betroffene durch die von den permanenten und häufig mangelhaft behandelten Symptomen derart in Gefühle von Hoffnungslosigkeit hineingetrieben werden, dass sie mit Selbstmordgedanken zu spielen beginnen.[14]

Zudem geraten sie oft in einen Teufelskreis, denn Stress und Ängste führen bekanntermaßen zu einer weiteren Verringerung der Magen-Darm-Verweildauer und lösen Durchfall aus, da das Verdauungssystem ja vom Nervensystem gesteuert wird.[15] Es mag absurd klingen, aber Durchfall kann Stress auslösen, der seinerseits Durchfall verursacht.

Die allgemeine Definition von im Zusammenhang mit RDS auftretendem Durchfall lautet: weich (breiig) oder wässrig bei mehr als 25 Prozent der Stuhlgänge über mindestens drei Monate hinweg. Auf der Bristol-Stuhlformen-Skala entspricht Durchfall dem Typ 6 oder 7, wie er bei einer kurzen Verweildauer entsteht.

Sollten Sie bei jedem Stuhlgang wässrigen Durchfall haben,

der mit übermäßiger Gasbildung einhergeht und zu Gewichtsverlust führt und Sie diese Beschwerden erst seit Kurzem (weniger als zwei Wochen) haben, sollten Sie sich sofort in ärztliche Behandlung begeben. Es besteht die Gefahr einer schweren Dehydrierung, und es muss abgeklärt werden, ob etwas Ernsthafteres dahintersteckt, etwa eine Parasiteninfektion oder ein bislang unerkanntes Krankheitsgeschehen, das die Symptome verursacht.[16] Durchfall als Hauptsymptom sollte aus den genannten Gründen auf jeden Fall medizinisch abgeklärt werden.

Dauert Ihr Durchfall seit Monaten an und Sie haben sich untersuchen lassen, ohne dass sich dabei irgendetwas Konkretes ergeben hätte, oder wechseln sich Phasen mit Durchfall und Phasen mit normalem Stuhlgang ab, leiden Sie wahrscheinlich an RDS. In verschiedenen Experimenten zeigten sich bei Menschen mit RDS-Durchfällen subtile Veränderungen in der Darmfunktion einschließlich einer Zunahme der Muskelkontraktionen und Reduktion der Verweildauer.[17] Dies erklärt, warum es bei RDS ohne Vorhandensein der üblichen Ursachen zu Durchfall kommen kann, und auch, dass man Ihnen angesichts negativer Laborbefunde womöglich die Diagnose RDS stellt.

Interessant ist auch, dass bei einem weiteren Subtyp von RDS, dem sogenannten postinfektiösen RDS (PI-RDS), in der Regel Durchfall als vorrangiges Symptom auftritt.[18] Wie der Name bereits sagt, entwickelt sich dieser Typ infolge einer bakteriellen oder parasitären Magen-Darm-Infektion, etwa nach einem Reisedurchfall. Manchmal kann aus einer solchen Infektion noch Monate oder Jahre nach der Eliminierung der Erreger bzw. dem Abklingen der Ersterkrankungssymptome ein RDS entstehen.

Blähungen
Blähungen gehören zu den störendsten Begleiterscheinungen von RDS. In einer Befragung wurden Betroffene gebeten, das Symptom zu benennen, das ihnen am meisten zusetzte. Eine deutliche Mehrheit empfand Blähungen als wesentlich unangenehmer als physische Schmerzen.[19]

Wir reden von Blähungen, wenn sich der Bauch geschwollen, voll mit Gas, wie vollgestopft, hart oder verhärtet anfühlt und womöglich sogar sichtbar gedehnt oder aufgetrieben ist, auch wenn Letzteres nicht immer der Fall sein muss. Die im Zusammenhang mit RDS auftretenden Blähungen haben ganz spezifische Charakteristika. Betroffene beschreiben sie oft so:

> Der Bauch ist morgens flach; abends werden die Blähungen schlimmer.
> Über Nacht klingen sie ab.
> Im Liegen klingen sie ab.
> Nach dem Essen sind sie schlimmer.
> Stress kann sie verschlimmern.
> Sie können ziemlich schnell auftreten, in weniger als zehn Minuten.
> Sie sind beim Verstopfungstyp (RDS-O) schlimmer.
> Bei Frauen können sie sich vor dem Einsetzen der Menstruation verschlimmern.[20]

Das Gefühl der Aufgeblähtheit und das tatsächliche Anschwellen bzw. Auftreiben des Bauchs sind zwei verschiedene Dinge. Obwohl Blähungen eine häufige Begleiterscheinung von RDS sind, lässt sich nur bei der Hälfte der davon Betroffenen eine messbare Ausdehnung des Bauchs feststellen, der in diesem Fall einen um bis zu zwölf Zentimeter größeren Umfang aufweisen kann.[21]

Dass manche RDS-Patienten ein Gefühl der Aufgeblähtheit haben, während bei anderen der Bauch tatsächlich anschwillt, könnte mit unterschiedlichen Ursachen im Darm zu tun haben. Das Anschwellen könnte auf eine exzessive Gärung von Ballaststoffen durch Darmbakterien zurückzuführen sein, was zu vermehrter Gasbildung führt und den Bauch auftreibt.[22, 23] Was sich hingegen für Menschen mit besonders empfindlichem Darm wie Blähungen anfühlt, ist der vom Verdauungsbrei auf die Darmwand ausgeübte normale Druck. Zu einem sichtbaren Anschwellen kommt es in diesem Fall nicht.[24]

Wenn Sie feststellen, dass sich das Gefühl der Aufgeblähtheit bzw. eines Blähbauchs nicht mit der Tageszeit oder dem Essen verändert, sondern Sie dauerhaft plagt und sich zusehends verschlimmert, sollten Sie zum Arzt gehen, um eine ernstere Erkrankung auszuschließen. Verschlechtert sich das Symptom aber im Laufe des Tages, um sich über Nacht wieder zu bessern, oder prägt es sich nach den Mahlzeiten stärker aus, handelt es sich wahrscheinlich um ein Zeichen von RDS.

Schmerzen

Schmerzen im Bauchraum gehören zu den grundlegenden Merkmalen von RDS. Betroffene leiden darunter an durchschnittlich drei Tagen pro Woche, manchmal auch täglich.[25, 26] Bauchschmerzen können auch verschiedene andere Ursachen haben; entstehen sie aber im Zusammenhang mit RDS, weisen sie eine Reihe von Besonderheiten auf. Sie bessern sich manchmal nach dem Stuhlgang und können im Zusammenhang mit Veränderungen in der Stuhlhäufigkeit oder -form auftreten, etwa bei Durchfall oder Verstopfung.[27] Oft sind sie auch von einer Tastempfindlichkeit im linken Unterbauch begleitet.[28] Reizdarm-Schmerzen verschlimmern sich oft nach dem Essen, was wahrscheinlich an den durch den Verdauungsprozess ausgelösten, normalen Muskelkontraktionen liegt.[29] Forschungen haben ergeben, dass bei den meisten RDS-Patienten im Bauchraum eine stark erhöhte Sensibilität vorliegt. Wird der Darm also ganz normal durch die Passage des Nahrungsbreis oder Blähungen gedehnt, empfinden sie in einem Maße Unbehagen und Schmerzen, wie diese bei Menschen ohne RDS so nicht auftreten würden.[30]

Die vom Reizdarm ausgelösten chronischen, hartnäckigen Schmerzen können eine tief greifende Wirkung auf den gesamten Körper haben. Empfinden wir Schmerz, wird dies von den sensorischen Nervenzellen im Darm über den Rückenmarkskanal ans Gehirn signalisiert. Im Laufe der Zeit kann sich durch die Häufung dieser Signale die Art und Weise verändern, wie wir Schmerzen verarbeiten. Dies kann die Schmerzwahrnehmung im gesamten Körper beeinflussen und einen Zustand der chronischen Überempfindlichkeit gegenüber Reizen hervorrufen, die an und für sich nicht schmerzhaft sein dürften, wie etwa die Passage von Nahrungsbrei durch den Verdauungstrakt oder körperliche Berührung.[31]

Der tiefere biologische Zweck von Schmerzen ist, uns vor Gefahren zu warnen, etwa vor einer möglichen Verletzung, wenn wir den Finger über eine brennende Kerze halten. Normalerweise macht uns der dabei auftretende Schmerz, der eine Reaktion im Gehirn und nicht im Finger darstellt, auf das Risiko aufmerksam, sodass wir den Finger instinktiv schnellstmöglich wegziehen, um dem Verbrennungsschmerz zu entgehen. Bei RDS hingegen ist es so, als würde der Darm andauernd Alarmsignale ans Gehirn senden. Die Überempfindlichkeit ist also vergleichbar mit einem permanenten Alarmzustand.

In einem sehr interessanten Experiment hat sich gezeigt, dass RDS-Patienten verstärkt auf Hitzereize an Händen und

Füßen reagieren, was auf eine insgesamt erhöhte Schmerzsensibilität – also nicht nur im Darm – schließen lässt.[32] Das könnte der Grund dafür sein, warum bei diesem Krankheitsbild oft zugleich massive Muskelschmerzen, Arthritis, Kopfschmerzen, Migräne, Rücken- und Nackenschmerzen auftreten[33] und weshalb etwa jeder dritte Patient mit Fibromyalgie, einem von ausgedehnten chronischen Muskelschmerzen und Erschöpfung geprägten Syndrom, auch an RDS leidet.[34]

Obwohl generalisierte Schmerzen oft zum Bild von RDS gehören, können in manchen Fällen auch Probleme im Stütz- und Bewegungsapparat die eigentliche Ursache sein. Wenn sich die Schmerzen durch Husten, Niesen, tiefes Atmen, Beugen, Setzen, Heben und beim Herumwälzen oder Umdrehen im Bett verschlimmern, liegt sehr wahrscheinlich ein Problem im Muskel-Skelett-Bereich vor. Auch werden solche Schmerzen normalerweise nicht nach den Mahlzeiten stärker und verändern sich nicht in Abhängigkeit zu Veränderungen im Stuhlgang, wie dies bei RDS der Fall ist. Wenn Sie den Verdacht haben, dass Ihre Schmerzen vom Stütz- und Bewegungsapparat ausgehen könnten, konsultieren Sie einen Physiotherapeuten oder Osteopathen.[35]

Schmerzen fordern einen hohen psychischen Tribut und werden mit Depressionen, Arbeitsunfähigkeit und verminderter Lebensqualität in Zusammenhang gebracht. Zu den häufigsten Folgen von Schmerzen gehören:

> Erschöpfung
> Schlafstörungen
> Appetitmangel
> Medikamentenabhängigkeit
> übermäßige Abhängigkeit von der Familie
> mangelnde Leistungen im Beruf oder Arbeitsunfähigkeit

> Rückzug aus Gesellschaft und Familie
> Unruhe, Angst, Verbitterung und Frustration[36]

Ebenso, wie Schmerzen Stress auslösen können, kann Stress umgekehrt Schmerzen verursachen. Die gleichen Hirnareale, die Schmerzempfindungen verarbeiten, sind auch für Emotionen wie Wut und Ärger, Traurigkeit, Angst und Unruhe zuständig.[37] Diese interessante Querverbindung zwischen Emotionen und Schmerzverarbeitung erklärt, warum sich Ihre Schmerzen womöglich in Abhängigkeit zu Ihrer jeweiligen Gefühlslage verändern.

Nicht nur im Verdauungstrakt

Es gibt eine Reihe von Beschwerden, die häufig mit RDS in Verbindung gebracht werden und die über Symptome im Magen-Darm-System hinausreichen. Hierzu gehören permanente Müdigkeit, Rückenschmerzen, Kopfschmerzen, ein unangenehmer Geschmack im Mund, Übelkeit, Erbrechen, Schluckschwierigkeiten und Probleme beim Wasserlassen wie etwa häufiger nächtlicher Harndrang, unvollständige Entleerung der Blase und Schmerzen beim Wasserlassen.[38]

Eines der interessanten Dinge an RDS ist, dass meist eine Überlappung mit Symptomen anderer Krankheiten besteht. Manche Wissenschaftler vermuten, dass diese Zusammenhänge nicht zufälliger Natur sind und das, was man einmal als separates Krankheitsgeschehen betrachtete, in Wirklichkeit womöglich Anzeichen ein und derselben tieferen Problematik sind.

So könnte zum Beispiel die für einen Teil der Bauchschmerzen verantwortliche Überempfindlichkeit des Darms, die bei Menschen mit RDS auftritt, möglicherweise gar nicht vom Darm ausgehen und auch andere Bereiche des Körpers wie die

Muskulatur (z.B. Rückenschmerzen) oder das Harnsystem (z.B. Schmerzen beim Wasserlassen) betreffen. Mit ziemlicher Sicherheit sind manche RDS-Auslöser, etwa eine erhöhte Sensibilität im Darm, auch an der Entstehung anderer Beschwerden beteiligt.

Zu den Krankheiten, die sehr häufig parallel zu RDS auftreten, gehören:

> Fibromyalgie: bei 30 bis 70 Prozent der Betroffenen; Symptome sind Muskel-Druckschmerz, Schmerzen und Erschöpfung.[39-41]
> Chronisches Erschöpfungssyndrom: bei 35 bis 92 Prozent der Betroffenen; Symptome sind chronische, lähmende Erschöpfung.
> Gastroösophageale Refluxkrankheit: bei 10 bis 25 Prozent der Betroffenen; Symptome sind Reflux, Sodbrennen und Schmerzen im Oberbauch.
> Chronisches Schmerzsyndrom des Beckens: bei 14 bis 79 Prozent der Betroffenen; Symptome sind langfristig auftretende, unerklärliche, stark beeinträchtigende Schmerzen im Bereich des Beckens.[42]
> Craniomandibuläre Dysfunktion: bei bis zu 64 Prozent der Betroffenen; Symptome sind Kieferschmerzen, Schwierigkeiten beim Kauen und Kopfschmerzen.[43]
> Funktionelle Dyspepsie (Gastritis): bei 29 bis 87 Prozent der Betroffenen; Symptome sind Schmerzen im Oberbauch, Völlegefühl, Aufstoßen und Sodbrennen.[44]
> Depressionen: bei bis zu 29 Prozent der Betroffenen; Symptome sind Traurigkeit, Hoffnungslosigkeit und Verlust des Interesses an Alltagsaktivitäten.[45]
> Ängste: bei 16,5 bis 47 Prozent der Betroffenen; Symptome sind Sorgen, Ängste, Reizbarkeit und Schlaflosigkeit.[46, 47]

Emotionale Befindlichkeits- und Verhaltensstörungen wie Depressionen und Ängste treten sehr häufig im Zusammenhang mit RDS auf. Stressauslösende Lebensereignisse können zur Entstehung beitragen, und unter Stress verschlechtern sich die Symptome oft. Die von einem Reizdarm ausgehende Belastung kann natürlich auch für sich genommen starken Stress bedeuten. Der Zusammenhang zwischen emotionaler Befindlichkeit und RDS ist jedoch noch aus einem anderen Grund problematisch.

Wie bereits an anderer Stelle erwähnt, sind der Darm und das Gehirn des Menschen über das Nervensystem miteinander verbunden und beeinflussen einander in ihrer Funktion. In dem altbekannten Begriff »Bauchgefühl« steckt mehr Wahrheit, als man gemeinhin annimmt. Stimmung und Verhalten können einen unmittelbaren Einfluss auf die mit RDS einhergehenden Veränderungen im Magen-Darm-System haben.[48] Es hat sich gezeigt, dass manche der im Zusammenhang mit RDS entstehenden funktionellen Veränderungen im Darm Hirnareale aktivieren, die eine Rolle im Stimmungsgeschehen spielen und Gefühle von Angst erzeugen.[49] Das heißt nicht, dass man die Schuld für jede Form von Stress und Angst im Darm suchen könnte. Fest steht jedoch, dass die diagnostische Grenze zwischen Depressionen und Ängsten einerseits und RDS andererseits ausgesprochen verschwommen ist. Beides ist womöglich Teil ein und desselben Bildes, und unsere emotionale Befindlichkeit kann vom Gesundheitszustand unseres Verdauungssystems abhängen.

Häufig treten im Zusammenhang mit RDS auch sexuelle Störungen auf. Bis zu 40 Prozent der Betroffenen klagen zum Beispiel über Libidoschwäche, Schmerzen beim Sex und eine Verschlechterung der RDS-Symptome nach dem Akt.[50] Eines der Hauptprobleme dabei ist, dass sich Verdauungsprobleme unmittelbar störend auf sexuelle Aktivitäten auswirken, sodass Betroffene womöglich ganz darauf verzichten.

Es ist wichtig, sich vor Augen zu führen, dass all diese verschiedenen Symptome und Störungen zum RDS-Gesamtbild gehören können. Dieses Wissen könnte Sie vor einer Fehldiagnose und -behandlung und vielleicht sogar einer unnötigen Operation bewahren. Mangelnde Informationen über den Umfang des Syndroms können Ärzte leicht dazu verleiten, die Symptomursachen an den falschen Stellen zu vermuten.

In der fachärztlichen Praxis werden RDS-Patienten oft nach den bekannten Schemata beurteilt, was in diesem Fall einiges an potenziellen Gefahren birgt. Wie wir gesehen haben, sind die Symptome vielfältiger Natur und reichen in die verschiedensten Körpersysteme hinein, sodass ein Rheumatologe, der auf den Skelett- und Muskelapparat spezialisiert ist, Ihnen vielleicht die Diagnose Fibromyalgie und nicht RDS stellt, oder ein Psychologe, der sich mit Stimmungen und Verhaltensstörungen befasst, Ihnen den Stempel Angststörung aufdrückt. Erkennt Ihr Facharzt den Wald vor lauter Bäumen nicht, könnte dies in eine wenig zielführende Behandlungsstrategie münden. So werden die im Zusammenhang mit RDS häufig auftretenden Schmerzen im Beckenbereich oft als gynäkologisches Problem fehlgedeutet, was dann möglicherweise Anlass zu unnötigen Operationen gibt.

Solche überflüssigen chirurgischen Eingriffe stellen für Menschen mit RDS ein echtes Problem dar. Einer Studie zufolge werden bei ihnen Rückenoperationen um 50, die Entfernung von Blinddarm oder Eierstöcken um 200 und die Entfernung der Gallenblase um 300 Prozent häufiger vorgenommen.[51] Viele dieser Operationen werden aufgrund einer falschen Einordnung von Symptomen vorgenommen und sind nicht nur unnötig, sondern erhöhen zusätzlich den Stress und die Belastung, die ein Leben mit RDS ohnehin mit sich bringt.[52]

Die Rom-III-Kriterien für Blähungen und Schmerzen mit Diarrhö und/oder Obstipation liefern zwar eine offizielle Definition von RDS, die Symptome sind jedoch wesentlich vielfältiger und bleiben oft nicht auf das Magen-Darm-System beschränkt. Die Grundsymptome treten in vielen Nuancierungen und Varianten auf und sind als Teil eines multidimensionalen Beschwerdebilds zu betrachten, das den gesamten Körper-Geist-Komplex in Mitleidenschaft ziehen kann.

Warnzeichen für RDS
Im Hinblick auf eine eindeutige Zuordnung der RDS-Grundsymptome sind einige wichtige Ausnahmen zu berücksichtigen. Nur eine eingehende Prüfung kann hier das Vorliegen anderer Krankheiten ausschließen. Treten Ihre RDS-Symptome im Zusammenhang mit einem oder mehreren der folgenden Warnzeichen auf, sollten Sie sich dringend an einen Arzt wenden:

> Sehr dunkler, schwärzlicher Stuhl oder sichtbares Blut im Stuhl
> Anämie oder niedrige Bluteisenwerte
> In jüngster Zeit zu beobachtender unbeabsichtigter Gewichtsverlust
> Fieber
> Eine familiäre Vorbelastung mit Eierstock- oder Dickdarmkrebs
> Erstmaliges Auftreten der Symptome jenseits der Altersgrenze von 50 Jahren
> Eine starke Veränderung der Symptome[53, 54]

Bedenken Sie, dass Sie nicht zwangsläufig an einer weiteren Krankheit leiden müssen, nur weil Sie diese Symptome haben. In einer Studie an etwa 1500 Teilnehmern mit klinisch diagnostiziertem RDS klagten die meisten (84 Prozent) über eines oder mehrere der oben aufgeführten Symptome, aber bei nur 7 bis 9 Prozent steckte tatsächlich eine andere Krankheit wie Dickdarmkrebs (0,7 Prozent) oder eine entzündliche Darmerkrankung (1,2 Prozent) dahinter.[55] Sie sollten also nur zur Sicherheit zum Arzt gehen und die Ursache abklären lassen.

Sind Ihre RDS-Symptome erstmals nach dem Erreichen des 50. Lebensjahrs aufgetreten, empfiehlt es sich, eine Screening-Untersuchung, etwa in Form einer Darmspiegelung, vornehmen zu lassen, um Dickdarmkrebs auszuschließen.[56] Wenn Sie über 50 sind und sich noch nie einer routinemäßigen Vorsorgeuntersuchung auf Darmkrebs unterzogen haben, sollten Sie dies unabhängig vom Zeitpunkt des erstmaligen Auftretens Ihrer Symptome nachholen. Ein solches Screening ist generell empfohlen, und eine Früherkennung könnte Ihnen buchstäblich das Leben retten.

Was ist in Ihrem Darm los?

RDS gibt Ärzten immer wieder Rätsel auf, da es sich nicht mit klassischen Tests diagnostizieren lässt. Dies hat zu der Fehleinschätzung geführt, dass es sich dabei im Prinzip um nichts wirklich Schlimmes oder, was noch problematischer ist, um ein rein psychosomatisches Geschehen handle, das bloße Kopfsache sei.

In Wirklichkeit liegt dem Syndrom eine Reihe von häufig auftretenden funktionellen Störungen im Verdauungs-, Immun- und Nervensystem zugrunde. Diese aber sind schwer zu identifizieren und zudem von Person zu Person verschieden.

Da konventionelle Testmöglichkeiten fehlen, werden sie oft übersehen. Manchmal sind sie außerordentlich subtil und können ohne Techniken, wie man sie aus der experimentellen Forschung her kennt, kaum nachgewiesen werden.

Wenn es dennoch effiziente Untersuchungsmethoden gibt, werden diese in den meisten der üblichen schulmedizinischen Praxen nicht angeboten. Manche der im Zusammenhang mit RDS auftretenden funktionellen Störungen ließen sich nämlich durchaus identifizieren, doch die dazu erforderlichen Tests sind weniger bekannt und kommen nur selten zum Einsatz, weil das entsprechende Wissen fehlt, man die Kosten scheut oder sie den Verordnungsrahmen der Krankenkassen überschreiten.

Erschwerend kommt hinzu, dass nicht bei allen RDS-Patienten ein und dieselben funktionellen Störungen im Verdauungsapparat nachzuweisen sind, sodass eine stringente Diagnose unmöglich ist. Darum verzichtet man inzwischen mehr oder weniger ganz auf Routineuntersuchungen, da sich diese zur Einordnung der Symptome als zu kostenaufwendig und wenig effizient erwiesen haben. Doch auch wenn sich mithilfe von Tests nicht jeder RDS-Patient in eine diagnostische Schublade stecken lässt, können bestimmte Untersuchungen dennoch sinnvoll sein, um den Betroffenen aufzuzeigen, welche Auslöser in ihrem individuellen Fall an ihrem Krankheitsgeschehen beteiligt sind.

Tests hin oder her – es ist auf jeden Fall gut zu wissen, was in Ihrem Darm vor sich geht. Werden die im Hintergrund bestehenden funktionellen Störungen abgeklärt, können Sie Ihre Symptome besser einordnen, die möglichen Ursachen erkennen und einschätzen, wie Sie auf die unterschiedlichen Behandlungsansätze ansprechen werden.

Überempfindlichkeit der Verdauungsorgane

Unsere Verdauungsorgane reagieren sensibel auf die im Verdauungsprozess ausgelösten Kontraktionen und Dehnungen. Denn genau wie die Handflächen sind die Wände des Magen-Darm-Trakts mit sensorischen Rezeptoren ausgestattet, die die Wahrnehmung von Tast- und Druckreizen ermöglichen.

Die im Magen-Darm-Trakt erzeugten sensorischen Informationen, etwa das Gefühl von Hunger oder Sattheit, werden über den Vagus, eine Art Bauch-Hirn-Datenautobahn, direkt ans Gehirn übermittelt. Die Hauptaufgabe dieses Nervs besteht darin, den Signaltransfer zwischen Bauch und Hirn und umgekehrt zu gewährleisten, was unter anderem deshalb wichtig ist, weil das Gehirn und das Nervensystem viele Verdauungsfunktionen steuern.[1]

Die gleichen sensorischen Rezeptoren, die wir für unser Tastempfinden nutzen, können auch Schmerzsignale weiterleiten, wenn wir einem potenziell gefährlichen Reiz wie Hitze oder Verletzung ausgesetzt sind. Falls Sie sich je versehentlich verbrannt haben, wissen Sie, wie sich das anfühlt. Bei den meisten RDS-Patienten sind die Schmerzrezeptoren jedoch in einem Zustand der permanenten Überempfindlichkeit, was mit erklärt, warum Schmerz ein charakteristisches Merkmal des Syndroms ist.

In einer ganzen Reihe von Studien hat sich gezeigt, dass die Dehnung des Darms oder die körperliche Untersuchung des Bauchs bei RDS-Patienten einen gegenüber Gesunden massiv verstärkten Schmerzreiz auslöst. Dies ist ein Beweis dafür, dass sich die Schmerzrezeptoren in permanentem Alarmzustand befinden.

Beträfe die bei RDS vorliegende Überempfindlichkeit die

Schmerzrezeptoren in den Händen, wäre das so, als würden wir jedes Mal Schmerzen haben, wenn wir etwas anfassen. Man geht davon aus, dass die erhöhte Schmerzempfindlichkeit in den Verdauungsorganen mitverantwortlich für den anfallartigen Stuhldrang, das Blähungsgefühl und die Bauchschmerzen ist, und es wurde zudem ein Zusammenhang mit Symptomen außerhalb des Magen-Darm-Systems festgestellt.

Hinzu kommt, dass sich die Überempfindlichkeit womöglich nicht auf den Magen-Darm-Trakt beschränkt, was erklärt, warum Betroffene über eine derartige Vielzahl von Schmerzen im gesamten Körper klagen, die die Gelenke, den Rücken, den Hals- und Nackenbereich, die Muskulatur und das Harnsystem betreffen.[2]

Die genauen Gründe für das Auftreten der Überempfindlichkeit kennt man nicht, aber wahrscheinlich ist sie auf eine etwa von Infektionen, Stress oder Ernährungsfaktoren ausgelöste Entzündung zurückzuführen, die selbst dann bestehen bleibt, wenn die ursprünglichen Trigger weggefallen sind.[3]

Verzögerte Magenentleerung (Gastroparese)

Ein Teil der RDS-Patienten (etwa 30 Prozent) leidet an einer verzögerten Magenentleerung, einer funktionellen Störung, bei der die Magenpassage länger dauert als üblich. Wenn wir essen, lösen Nervensignale Kontraktionen der Magenmuskulatur aus, mit deren Hilfe der Nahrungsbrei im Verdauungstrakt weiterbefördert wird. Bei einer Gastroparese ist dieser Vorgang verzögert, und durch die Ansammlung von Essen im Magen kann es zu Verdauungsproblemen kommen.

Ursache für dieses Phänomen ist üblicherweise eine Nervenschädigung, wie sie als Komplikation bei Diabetes oder nach operativen Eingriffen am Magen auftreten kann. Im Fall von RDS wird jedoch vermutet, dass die Weiterleitung von Nervensignalen an den Magen gestört ist.

Bei Menschen, die an Verstopfung, Völlegefühl, Übelkeit nach dem Essen oder Symptomen wie Sodbrennen, Reflux und Verdauungsschwäche (Dyspepsie) leiden, liegt häufig eine Gastroparese vor,[4] und man geht davon aus, dass die Anstauung von Essen im Magen-Darm-Trakt die Beschwerden erklären kann.

Im Verdauungsprozess sorgen normalerweise elektrische Nervenimpulse dafür, dass sich die Muskeln kontrahieren und es zu einer gesunden Entleerung des Magens kommt. Ist diese hingegen verzögert, ist die elektrische Aktivität der Magenmuskeln reduziert, sodass die Kontraktionen zu schwach ausfallen, um den Nahrungsbrei in der vorgesehenen Zeit aus dem Magen weiterzutransportieren.[5] Interessanterweise können auch Emotionen eine Rolle spielen. Als man deren Auswirkungen auf die Verdauung in einer Studie untersuchte, stellte man nämlich fest, dass bei RDS-Patienten Gefühle von Ärger und Wut die Funktion der Magenmuskeln beeinträchtigen.[6] Ungeklärt ist jedoch, ob solche Emotionen allein für die Gastroparese verantwortlich sind. Denkbar wäre auch, dass sie nur die eigentliche Symptomursache verstärken.

Bakterielle Fehl- und Überbesiedlung

Unser Darm ist der angestammte Lebensraum einer so immensen Fülle an Bakterien, dass diese den Zellen unseres gesamten Körpers zahlenmäßig zehnfach überlegen sind. Darmbakterien spielen eine entscheidende Rolle für die Gesundheit unseres Verdauungssystems, und Störungen in diesem Bereich stehen in enger Verbindung mit dem Auftreten von RDS.[7]

Was ist in Ihrem Darm los?

In einem gesunden Verdauungssystem befindet sich die Mehrzahl der Bakterien im Dickdarm, sie können jedoch auch den Dünndarm überwuchern. Fachleute sprechen in diesem Fall von dessen bakterieller Fehlbesiedlung (kurz DDFB). Diese ist bei einem nennenswerten Teil der RDS-Patienten nachweisbar, und auch dies kann einer der Gründe für das Auftreten ihrer Beschwerden sein.

Die Bakterien im Dickdarm spielen eine wichtige Rolle im Verdauungsprozess. Greifen sie jedoch auf den Dünndarm über, in dem sie eigentlich nichts zu suchen haben, werden Fette und Kohlenhydrate viel zu früh aufgespalten, sodass es zu Gärungsprozessen und einer Malabsorption (d.h. einer ungenügenden Nährstoffaufnahme aus dem Verdauungstrakt) kommt. Dies wiederum kann Blähungen, ein Anschwellen des Bauchs, Unbehagen und Bauchschmerzen, Verstopfung und Durchfall auslösen.[8]

Neben einer Dünndarmfehlbesiedlung findet man im Darm von Menschen mit RDS unter Umständen auch eine gegenüber dem Normalzustand veränderte Bakterienflora vor.[9] Der Anteil an pathogenen, Verdauungsprobleme auslösenden Bakterienstämmen ist in diesem Fall erhöht, der an erwünschten Bakterien, insbesondere Bifidobakterien, die den Darm normalerweise besiedeln und ihn vor Verdauungsstörungen schützen, ist hingegen vermindert. Würde man das Ökosystem im Darm mit einem Garten vergleichen, wäre dies so, als würde das Unkraut die Blumen überwuchern. In der wissenschaftlichen Forschung sucht man die Gründe für dieses Phänomen zunehmend in Faktoren, die das bakterielle Gleichgewicht im Darm stören, etwa die Ernährung, Stress, die Einnahme von Antibiotika und Infektionen.[10]

Ein gestörtes bakterielles Gleichgewicht im Darm kann sich in massiven funktionellen Beeinträchtigungen äußern. Da

Darmbakterien auf direktem Weg mit unserem Immun- und Nervensystem kommunizieren, können dadurch wichtige Faktoren wie die Kontraktion der Muskeln und die Schmerzempfindlichkeit in Mitleidenschaft gezogen werden.[11]

Auch kann es zu einem Überhandnehmen von pathogenen Keimen kommen, die Verdauungsprobleme auslösen. Viele RDS-Symptome könnten also auf eine bakterielle Über- oder Fehlbesiedlung zurückzuführen sein, sodass man in dieser Richtung nachdenken sollte.[12]

Entzündungen

Wenn Sie sich je aus Versehen eine Schnittwunde zugefügt haben, wissen Sie aus eigener Erfahrung, was eine Entzündung ist – das Immunsystem reagiert mit Schmerzen, Rötung und Schwellung auf eine Verletzung oder einen Angriff auf die körperliche Unversehrtheit.

Eine schnell aufflammende, aggressive Entzündung, wie sie sich als Verletzungsfolge einstellt, ist akut und typischerweise von kurzer Dauer. Doch es kann im Körper auch zu lang anhaltenden, subtilen Entzündungsprozessen kommen, die man weder sieht noch spürt, und genau dies ist bei RDS der Fall: Das Gewebe im Magen-Darm-System befindet sich in einem permanenten Zustand der niederschwelligen Entzündung.

Obwohl sich dies nicht ohne Weiteres mit konventionellen Tests feststellen lässt, wurde in einer Reihe wissenschaftlicher Untersuchungen nachgewiesen, dass der Anteil an Immunzellen im Magen-Darm-Trakt von RDS-Patienten gegenüber dem Durchschnitt stark erhöht ist, was eben auf eine solch chronische, niederschwellige Entzündung schließen lässt.[13]

Normalerweise dient eine Entzündungsreaktion dem wichtigen Zweck der Immunabwehr und Reparatur. Klingt sie aber über lange Zeiträume hinweg nicht ab und bleibt, wenn auch auf niedrigem Niveau, bestehen, können die Immunzellen sich gegen den Körper richten und das umliegende Gewebe und die angrenzenden Organe in Mitleidenschaft ziehen. Eine niederschwellige Entzündung im Magen-Darm-Gewebe kann verheerende Schäden anrichten.

Immunzellen sind normalerweise nicht in großer Zahl im Nerven- und Muskelgewebe des Darms vorhanden. Sind sie es aber doch, können sie die Funktion der Muskeln und sensorischen Nerven beeinträchtigen. Ihr Einsatz wirkt sich gerade hier besonders massiv aus, weil eine ihrer Hauptaufgaben darin besteht, uns vor Nahrungsmittelinfektionen zu bewahren und durch das rasche Auslösen von Durchfall eine möglichst schnelle Ausscheidung des verdorbenen Essens zu bewirken.

Nun führen chronische Entzündungen dazu, dass der Darm laufend mit Immunzellen überschwemmt wird, die auf die dort befindlichen Muskeln und Nervenzellen wirken. Genau das macht sie so problematisch. Man sieht in ihnen mittlerweile die Hauptursache für die erhöhte Schmerzempfindlichkeit im Verdauungstrakt. Aus Biopsien des Darmgewebes von RDS-Patienten weiß man, dass entzündungsbedingte Immunzellen permanent die Nervenenden des Darmgewebes reizen, was erklärt, warum der Darm so empfindlich und schmerzhaft reagiert.[14]

Immunzellen können die Muskelfunktion auch direkt beeinflussen. Dies kann die erhöhte bzw. verminderte Verweildauer des Nahrungsbreis im Verdauungstrakt bei Verstopfung bzw. Durchfall ebenso erklären wie die veränderten Muskelkontraktionen, die die Ursache von Blähungen und Aufgeblähtheit sind.[15]

Entzündungen können von einer Vielzahl unterschiedlicher Faktoren wie Ernährung, Stress und Infektionen ausgelöst werden. Darum ist kaum eindeutig feststellbar, woran es nun liegt, dass der Darm gereizt ist, noch dazu, wo die Gründe von Mensch zu Mensch verschieden sind. Eine der wahrscheinlichsten Ursachen liegt jedoch im Bereich der Darmbakterien. Bei einer Untersuchung des Magen-Darm-Gewebes von RDS-Patienten entdeckte man eine ungewöhnliche Zunahme an Zellrezeptoren, die pathogene Keime im Darm erkennen, das Immunsystem aktivieren und so eine Entzündung auslösen.[16]

Durchlässigkeit der Darmwand

Vom Mund bis zum Anus zieht sich eine nahtlose Zellbarriere, die uns von der »Außenwelt« trennt: die Darmwand. Sie dient dazu, den Inhalt von Magen und Darm dort zu behalten, wo er hingehört – im Verdauungstrakt. Gelangt etwas von diesem Inhalt in die Blutbahn, kann dies zu Entzündungen führen, sowohl lokal in der Darmwand als auch systemisch im gesamten Körper.[17]

Zu einer Durchlässigkeit der Darmwand (Fachleute sprechen vom sogenannten *Leaky-Gut-Syndrom*) kann es kommen, wenn die Darmwand unmittelbar beschädigt oder der Abstand zwischen den Zellen, mit denen der Darm ausgekleidet ist, vergrößert ist.[18] Es ist wichtig zu wissen, dass es sich bei der Darmwand um keine dicht versiegelte Fläche handelt. Wäre dies der Fall, könnten wir keine Nährstoffe aus der Nahrung aufnehmen. Vielmehr sind die Spalten zwischen den Zellen so beschaffen, dass von Natur aus eine begrenzte »Undichtigkeit« oder Durchlässigkeit besteht, die jedoch durch eine Reihe von Faktoren über das Normalmaß hinausgehen kann: ungesunde Ernährung, Alkohol, Magen-Darm-Infekte, entzündungslindernde Medikamente und Stress.[19]

In einer Reihe von Studien wurde nachgewiesen, dass die Durchlässigkeit der Darmwand bei manchen RDS-Patienten erhöht ist. Der *Leaky Gut* scheint insbesondere beim Durchfalltyp und bei postinfektiösem RDS aufzutreten, und man geht davon aus, dass er auf das Vorliegen entzündlicher Prozesse im Magen-Darm-Gewebe zurückzuführen ist.

Die Schwere des *Leaky Gut* ist proportional zum Maß an Schmerzen, über das RDS-Patienten klagen, was darauf hindeutet, dass beide Syndrome in direktem Zusammenhang stehen.[20] Ist der Darm »undicht«, können Substanzen aus dem Darm, darunter Nahrungsallergene und Bakterien, die Darmwand durchdringen und eine Entzündung auslösen.[21] Dadurch könnte es zu einer permanenten Stimulation der Schmerzrezeptoren im Darm und durch den Wirbelsäulenkanal hinauf bis ins Gehirn kommen, was chronische Schmerzen und eine erhöhte Sensibilität verursacht.

Patienten, die gleichzeitig an RDS und dem *Leaky-Gut*-Syndrom leiden, wiesen in Studien eine erhöhte Schmerzempfindlichkeit auch in Körperregionen außerhalb des Verdauungstrakts auf. In einer interessanten Untersuchung zeigte sich beispielsweise eine Korrelation zwischen einer erhöhten Durchlässigkeit der Darmwand und den Resultaten eines Empfindlichkeitstests (auf Hitzereize) am Unterschenkelmuskel, was die Forscher auf einen Zusammenhang mit den breit gefächerten Schmerzsymptomen schließen ließ, unter denen RDS-Patienten oft leiden.[22]

Interessanterweise scheint bei RDS-Patienten, die auch an allergischen Beschwerden wie Ekzemen, Asthma oder Heuschnupfen leiden, überdurchschnittlich häufig eine erhöhte Durchlässigkeit des Darms vorzuliegen.[23] Möglicherweise erhöht sich das Risiko von allergischen Reaktionen auf bestimmte Lebensmittel und Luftallergene, wenn im Darminhalt vorhandene Nahrungspartikel und eingeatmete Pollen die Darmwand durchdringen.

Stress

Die Auskleidung des Magen-Darm-Trakts ist in das sogenannte enterische oder Darmnervensystem eingebettet, das man auch das »kleine Gehirn« nennt. Mit dessen Entdeckung im 19. Jahrhundert gelangte man zu einem völlig neuen Verständnis des Zusammenhangs zwischen Gehirn und Darm, also dessen, was man heute als Darm-Hirn-Achse bezeichnet.

Diese wird von den verschiedensten Hormonen und Nervenbahnen gebildet, die im Zusammenspiel ein Kommunikationsnetzwerk bilden. Das menschliche Gehirn und das Nervensystem steuern viele wichtige Funktionen im Magen-Darm-Trakt, so auch die Ausschüttung von Magensäure und Verdauungsenzymen sowie die Muskelkontraktionen. Wie man sich gut vorstellen kann, können also Veränderungen in den Gedanken und Gefühlen, wie sie etwa durch Stress entstehen, Auswirkungen auf die Verdauungsfunktionen haben.

Dass Stress das Verdauungssystem beeinträchtigt, weiß man seit Langem. Umfassenden Forschungen zufolge ist er an vielen der gravierendsten Störungen in diesem Bereich beteiligt: Entzündungen, *Leaky-Gut*-Syndrom, Schmerzüberempfindlichkeit und Beeinträchtigung der Magenentleerung.[24]

Stress kann natürlich bei jedem Menschen die Darmfunktion in Mitleidenschaft ziehen, aber RDS-Patienten reagieren deutlich empfindlicher darauf. In einer Reihe von Studien wurden bei ihnen größere Ausschläge im Hinblick auf Darmmotilität, Schmerzempfindlichkeit und emotionale Symptome gemessen. Auch die Ausschüttung von Stresshormonen war im Vergleich zu RDS-freien Probanden erhöht.[25]

Stress kann zwar die typischen Begleiterscheinungen von RDS auslösen und verschlimmern, Verdauungsstörungen können aber ihrerseits ebenfalls Stress verursachen. Entzündungen, pathogene Darmbakterien, eine sensiblere Schmerzwahrnehmung und erhöhte Durchlässigkeit der Darmwand – all dies kann das Nervensystem chronisch aktivieren und die physischen und emotionalen Symptome von Stress verstärken.[26] So wurde in einer bemerkenswerten experimentellen Studie nachgewiesen, dass Darmbakterien über den Vagus direkt mit dem Gehirn kommunizieren, der zwischen dem Gehirn und dem Magen-Darm-Trakt verläuft. In der Untersuchung konnten Ängste durch eine Nahrungsergänzung mit probiotischen Darmkeimen zur Verbesserung der Verdauungsfunktion gelindert werden.[27]

Es ist wichtig zu wissen, dass die Hirn-Darm-Verbindung bei RDS eine wechselseitige Angelegenheit darstellt. Stress wirkt sich auf den gestörten Darm aus, und der gestörte Darm verursacht Stress. Das heißt nicht etwa, dass es sich bei RDS um ein stressabhängiges oder psychisches Krankheitsbild handeln würde. Es bedeutet vielmehr, dass das Gehirn und das Verdauungssystem aufs Engste miteinander verbunden sind und Symptome im Magen-Darm-Trakt wie Bauchschmerzen mit Symptomen im Kopf wie Ängsten Hand in Hand gehen können.

TEIL 2: DEN DARM RICHTIG FIT MACHEN

Bakterien – die bösen vertreiben und die guten in Balance bringen

Ein bis eineinhalb Kilogramm Bakterien besiedeln den menschlichen Darm. Es gibt zehnmal mehr davon, als es im Körper Zellen gibt. In der Tat wird die bakterielle Flora manchmal mit einem lebenswichtigen Organ verglichen, das etwa die Größe der Leber aufweist und nicht weniger wichtig ist.

Unsere Darmbakterien bilden ein riesiges mikrobielles Ökosystem, das viele lebenswichtige Aufgaben übernimmt, etwa die Gesunderhaltung des Immunsystems, Verdauung von Nahrungsmitteln, Produktion von Vitaminen, Unschädlichmachung von toxischen Substanzen und Zurückdrängung von pathologischen Darmkeimen. Eine unverzichtbare Rolle spielen sie im Magen-Darm-Trakt, wo sie für die Aufrechterhaltung einer gut funktionierenden Verdauung sorgen.

Bei einer Störung der gesunden Darmflora – Fachleute sprechen von einer Dysbiose oder Dysbakterie – ist die bakterielle Balance im Darm aus dem Gleichgewicht geraten und die pathogenen Keime nehmen überhand, was Dysfunktionen oder

Krankheiten nach sich zieht. Verschiedene Faktoren der modernen Lebensweise werden mit dem Entstehen einer Dysbakterie in Verbindung gebracht, darunter die Anwendung von Antibiotika, psychischer Stress und eine ungesunde Ernährung.[1]

Es gibt starke Hinweise darauf, dass die Dysbakterie zu den Hauptursachen für Verdauungsprobleme zählt. Insbesondere zwei Formen von Störungen werden dabei genannt: ein Anstieg der Bakterienzahl im Dünndarm, die sogenannte Dünndarmfehlbesiedlung (DDFB); und ein Anstieg der Zahl pathogener Keime auf Kosten der gesunden Keime im Dickdarm.[2] Infektionen durch Bakterien oder Parasiten in verdorbener Nahrung oder im Trinkwasser können ebenfalls eine wichtige Rolle spielen, aber diese sind in vielen Fällen eher ein erster Auslöser als eine längerfristig wirkende Ursache für Verdauungsstörungen.

Dünndarmfehlbesiedlung

In einem gesunden Verdauungssystem besiedelt die Mehrzahl der Darmbakterien den Dickdarm. Die Keime können sich jedoch auch in den Dünndarm hinein ausbreiten. Man spricht dann von einer Dünndarmfehlbesiedlung (DDFB).

Bei einem nennenswerten Anteil der von RDS Betroffenen liegt eine DDFB vor, sodass hierin durchaus eine der Ursachen für das Auftreten der Probleme zu sehen sein könnte. In einer Studie wurde bei 84 Prozent der Probanden mit RDS eine vermehrte Gärung und Gasproduktion festgestellt, was beides auf das Vorliegen einer DDFB hindeutet. In derselben Studie wurden die Probanden mit einem Antibiotikum behandelt, das nicht in die Blutbahn aufgenommen wird, sondern lokal im Darm verbleibt und dort die bakterielle Überwucherung beseitigt. Dies führte bemerkenswerterweise zu einer 75-prozentigen Besserung sämtlicher Symptome.[3]

In zwei größeren Folgestudien stellte sich nach zweiwöchiger Behandlung mit einem nicht in die Blutbahn absorbierten Antibiotikum im Vergleich zur Placebo-Behandlung eine signifikante Besserung der RDS-Symptome und Blähungen ein, und diese positive Wirkung hielt bis zu der zehn Wochen später stattfindenden Nachuntersuchung an.[4] Damit ist eindeutig bewiesen, dass bei manchen Menschen eine DDFB als reale, behandelbare Ursache von RDS vorliegt.

Normalerweise sorgen die Bakterien im Dickdarm dafür, dass die in der Nahrung enthaltenen Kohlenhydrate wie Zucker und Ballaststoffe vergoren werden. Diese Gärung ist Teil des Verdauungsprozesses und ernährt die erwünschten, für unsere Gesundheit unverzichtbaren Darmbakterien. Dass dabei Gase gebildet werden, stellt normalerweise kein Problem dar (abgesehen von etwaigen peinlichen Momenten in der Öffentlichkeit). Beim Vorliegen einer DDFB werden Kohlenhydrate jedoch bereits zu einem sehr viel früheren Zeitpunkt im Bereich des Abdomens vergoren, was eine übermäßige Gasbildung im Dünndarm verursachen und infolgedessen Blähungen, Unbehagen und Bauchschmerzen auslösen kann.[5]

Die bei einer DDFB vorhandenen Bakterien verstehen sich nicht nur darauf, Kohlenhydrate zu verdauen und dabei Gas zu produzieren, sie können auch ausgezeichnet Fette aufspalten. Normalerweise werden diese in der Gallenblase von den dort produzierten Gallensalzen gebunden, sodass sie über das Verdauungssystem ausgeschieden und auf diese Weise eliminiert werden. Die Bakterien, die das Verdauungssystem von DDFB-Patienten überwuchern, sind jedoch in der Lage, diese Gallensalze aufzuspalten und die Fette daraus zu lösen, sodass es zu Fettdurchfällen und Unbehagen kommt.[6]

Bei Auftreten einer DDFB ist oft der Anteil an unerwünschten pathogenen Darmbakterien insgesamt erhöht, darunter

Escherichia coli (E. coli), Enterococcus und *Klebsiella pneumoniae*.[7] Nehmen diese überhand, führt das zur Bildung von bakteriellen Toxinen, die das Immunsystem aktivieren, was eine Schädigung der Darmwand, Entzündungen, eine erhöhte Sensibilität, Schmerzen, Verstopfung und Durchfall nach sich ziehen kann.[8] In einer Studie an älteren Probanden mit DDFB wurde festgestellt, dass deren Darmwand beschädigt und dünner war; diese Schädigungen waren mit ziemlicher Sicherheit eine unmittelbare Folge der bakteriellen Fehlbesiedlung, denn nach deren Behandlung mit Antibiotika verschwanden die Keime im Dünndarm, die Darmwand heilte aus und kehrte in ihren Normalzustand zurück.[9]

Symptome der Dünndarmfehlbesiedlung
Die Symptome der DDFB treten im Wesentlichen im Zusammenhang mit der übermäßigen Gasproduktion im Dünndarm auf. Es entstehen mitunter auch Beschwerden, die man nicht unbedingt mit dem Verdauungssystem in Verbindung bringt, zum Beispiel Hautprobleme (Rosazea) oder Muskelschmerzen und chronische Erschöpfung (Fibromyalgie).

Zu den häufigsten Krankheitsanzeichen gehören:
> Blähungen
> Darmwinde
> abdominales Unbehagen
> Durchfall
> Bauchschmerzen

Seltener treten auf:
> Gewichtsverlust
> fettiger, öliger oder schwimmender Stuhl (Steatorrhoe)
> Gesichtsrötung und Akne (Rosazea)

> arthritische Schmerzen
> Anämie
> Nervenschmerzen aufgrund von Vitamin-B_{12}-Mangel
> Erschöpfung und Muskelschmerzen (Fibromyalgie)
> Zöliakie
> Laktoseintoleranz[10-17]

Ursachen der Dünndarmfehlbesiedlung
In einem gut funktionierenden Verdauungssystem wird ein Übergreifen von Bakterien auf den Dünndarm durch natürliche Abwehrschranken wie die Magensäure und die Muskelkontraktionen verhindert, die den Nahrungsbrei durch den Magen-Darm-Trakt befördern. Sind diese geschwächt oder in ihrer Funktion unterbrochen, kann eine DDFB entstehen.

Abgesehen von ihrer Rolle in der Nahrungsverdauung, besteht eine der Hauptaufgaben der Magensäure darin, einen antibakteriellen Puffer gegen Infektionen im Magen-Darm-System aufzubauen. Eine verminderte Produktion von Magensäure ist darum einer der Hauptgründe für eine bakterielle Überwucherung des Dünndarms. Sie kann aus vielerlei Gründen entstehen, wobei als häufigste Ursache die Einnahme von Säureblockern, fortgeschrittenes Alter und die sogenannte atrophische Gastritis, eine chronische Entzündung im oberen Magen-Darm-Trakt, zu nennen sind.

Selbst die kurzfristige Anwendung von Säureblockern der Stoffgruppe der Protonenpumpenhemmer oder -inhibitoren (PPIs) reduziert Studien zufolge die Produktion von Magensäure und verursacht eine bakterielle Fehlbesiedlung des Dünndarms mit den entsprechenden negativen Begleiterscheinungen.[18] Zwar sind solche Medikamente nicht immer die Ursache, aber die Tatsache, dass sie eine DDFB verursachen können und von Menschen mit RDS häufig eingenommen werden, deutet auf einen starken Zusammenhang mit manchen RDS-Beschwerden hin.[19]

In einer Studie wurden Patienten mit Reflux mit einem Protonenpumpenhemmer behandelt und ihr Symptomverlauf sechs Monate lang aufgezeichnet. Acht Wochen nach der Behandlung klagten 43 Prozent der Probanden über Blähungen und andere häufige Begleiterscheinungen wie Darmwinde, Bauchschmerzen und Durchfall. Nach sechs Monaten hatte sich bei 26 Prozent eine DDFB entwickelt, und eine signifikante Anzahl war an RDS erkrankt.[20]

Auch eine atrophische Gastritis kann die Bildung von Magensäure massiv hemmen. Das Risiko dafür wächst mit dem Alter, und Schätzungen zufolge sind etwa 50 Prozent aller Menschen über 60 davon betroffen.[21] Eine der häufigsten Ursachen ist eine Infektion mit dem *Helicobacter pylori*, die mit Antibiotika behandelbar ist.

Neben der Magensäure wirkt auch die normale Passage des Nahrungsbreis durch den Verdauungstrakt einem Übergreifen von Darmbakterien auf den Dünndarm entgegen. Während der Verdauung sorgen glatte Muskeln entlang des Verdauungskanals dafür, dass der Nahrungsbrei weitertransportiert wird. Man spricht hier von der sogenannten Motilität des Darms. Ist diese verlangsamt, kann sich die Nahrung im Dünndarm stauen, dort zu gären beginnen und ein Überhandnehmen von Bakterien verursachen. Im Alter ist die Motilität des Darms reduziert, sodass es bei älteren Menschen häufiger zu einer DDFB kommt. Auch Verstopfung, ein häufiges RDS-Syndrom, wird mit einer verlangsamten Darmmotilität in Verbindung gebracht und kann eine der Ursachen der Dünndarmfehlbesiedlung sein.[22]

Ebenfalls mit DDFB in Zusammenhang gebracht wird eine Glutenunverträglichkeit, wohl weil der Verzehr von Gluten eine Immunreaktion auslöst, die die Darmwand angreift und sie in ihrer Abwehrfunktion schwächt, sodass sich Bakterien vermehrt ausbreiten können. Interessanterweise kann es bei Menschen, die an Zöliakie leiden und sich glutenfrei ernähren, trotzdem weiterhin zu den für eine Glutenunverträglichkeit typischen Verdauungsproblemen kommen. Das Eliminieren der Ursache (Gluten) führt in diesem Fall nicht zu dem gewünschten Ergebnis, da die Probleme von der fortbestehenden DDFB ausgelöst werden.[23] Eine glutenfreie Diät trägt bei Zöliakie-Patienten jedoch zu einer allmählichen Ausheilung der Darmwand bei, sodass diese in ihren Normalzustand zurückfindet, was meist auch die DDFB mit der Zeit zum Verschwinden bringt.[24]

Überhandnehmen pathogener Darmkeime und RDS

Es wurde seit Jahren vermutet, dass Störungen in der bakteriellen Darmflora eine Rolle bei der Entstehung von RDS spielen, doch erst vor Kurzem hat sich dies in wissenschaftlichen Untersuchungen bestätigt. Verschiedene Beweisketten zeigen, dass Veränderungen in diesem Bereich wie etwa ein Anstieg der unerwünschten zulasten der erwünschten Keimpopulation eine Entzündungsreaktion im Darm auslösen kann, die viele der bekannten RDS-Symptome verursacht.[25]

Einer der häufigsten Befunde bei RDS-Patienten ist eine verminderte Zahl an Bifidobakterien, wie in mehreren neueren Studien berichtet wurde.[26] Diese nehmen normalerweise im Magen-Darm-Trakt eine vorherrschende Stellung ein und sind für viele Funktionen einer gesunden Darmflora verantwortlich, etwa die Produktion von Vitaminen, die Unschädlichmachung von toxischen Substanzen, die Aufrechterhaltung einer gesunden Immunantwort und das Zurückdrängen von pathogenen Keimen. Dass ein Mangel an Bifidobakterien zahlreiche Probleme nach sich zieht, liegt also auf der Hand.

Es gibt unmittelbare Beweise dafür, dass eine zu geringe Zahl an Bifidobakterien RDS-Symptome hervorrufen kann. In einer aufschlussreichen Studie aus Finnland wurde geprüft, ob Veränderungen in der Darmflora mit Verdauungsproblemen in Zusammenhang stehen. Dazu wurde über einen Zeitraum von sieben Wochen hinweg die Entwicklung der bakteriellen Populationen im Magen-Darm-Trakt aufgezeichnet und mit den auftretenden Symptomen in Relation gebracht. Bei einem Teil der Probanden kam es durch die Einnahme von Antibiotika, Auslandsreisen und kurzfristige Erkrankungen – alles Faktoren, die sich bekanntermaßen auf die bakterielle Balance auswirken – zu starken Veränderungen der Darmflora. Das bemerkenswerteste Ergebnis der Studie aber war, dass bei denjenigen Probanden, die über Bauchschmerzen klagten, im Vergleich zu schmerzfreien Patienten mit ungestörter bakterieller Darmflora eine fünfmal geringere Menge an Bifidobakterien gemessen wurde![27]

In einer Reihe von Studien wurde festgestellt, dass die Darmflora bei RDS gegenüber dem Normalfall neben einer geringeren Zahl an Bifidobakterien noch weitere Unterschiede aufweist.[28] So kann der Anteil an unerwünschten pathogenen Keimen wie *Clostridium difficile* und *Staphylococcus aureus* erhöht sein.[29, 30]

Doch die Grenze zwischen einer gesunden Bakterienbesiedlung des menschlichen Darms und dem Zustand bei RDS zu ziehen ist komplex und alles andere als einfach. Es gibt dort über tausend verschiedene Bakterienarten, sodass wir es hier mit dem vielfältigsten bakteriellen Ökosystem zu tun haben, das es auf dieser Erde gibt. Diese unglaubliche Vielfalt macht es unmöglich, simple, eindeutige Kriterien zur Unterscheidung zwischen Reizdarm und normalem Darm aufzustellen.[31]

Einen weiteren Beweis dafür, dass Darmbakterien eine fundamentale Rolle im RDS-Geschehen spielen, liefern Studien zu Probiotika. Hierbei handelt es sich um gesundheitsförderliche Bakterien, die in Form einer Nahrungsergänzung eingenommen werden und deren Wirkung bei RDS eingehend untersucht wurde. Der Ansatz der probiotischen Therapie besteht im Wesentlichen darin, durch die Zufuhr von guten Bakterien die Magen-Darm-Ökologie insgesamt zu verbessern und den Anteil von erwünschten zulasten von unerwünschten Bakterien zu erhöhen, etwa so, als würde man einen Garten jäten und düngen.

Mit manchen probiotischen Bakterien wurden bei RDS-Patienten bemerkenswerte Ergebnisse erzielt. In einer Studie konnten Schmerzen, Verstopfung und Blähungen mit dem probiotischen *Lactobacillus plantarum 299v* innerhalb von nur vier Wochen signifikant gelindert werden, wobei 95 Prozent der Probanden über positive Wirkungen berichteten.[32] Untersuchungen dieser Art liefern nicht nur stichhaltige Beweise für die besondere Rolle, die bakterielle Unausgewogenheiten bei RDS spielen, sondern machen auch Hoffnung auf einen neuen, vielversprechenden Behandlungsweg.

Postinfektiöses RDS

Einer der häufigsten Auslöser von RDS ist eine akute Magen-Darm-Infektion etwa in Form eines Reisedurchfalls oder einer Lebensmittelvergiftung. In der Tat kann einer von vier Betroffenen das erstmalige Auftreten seiner Beschwerden auf eine derartige Erkrankung zurückführen. Wer einen solchen Infektionsschub hatte, kann sich mit großer Wahrscheinlichkeit daran erinnern. Akute Infektionen verursachen Durchfall,

Bauchkrämpfe, häufigere Stuhlgänge, Blut oder Schleim im Stuhl und Gewichtsabnahme.

Je schwerwiegender die Symptome und je länger sie andauern, desto größer ist die Gefahr, ein postinfektiöses RDS davonzutragen. So erhöht sich durch einen einwöchigen Durchfall das Risiko um 200 Prozent; hält der Durchfall etwa drei Wochen lang an, schießt es um 300 Prozent in die Höhe. Doch nicht nur mit Durchfall wächst die RDS-Wahrscheinlichkeit. Dies ist auch bei Gewichtsverlust, blutigem Stuhl und insbesondere Bauchkrämpfen der Fall.[33]

Postinfektiöses RDS bedeutet zudem nicht nur, dass sich die Symptome hartnäckig halten. In der Tat können die Beschwerden zunächst komplett verschwinden, nur um sich Monate oder Jahre später in Form von RDS zu manifestieren. Wer an einer Infektion erkrankt und diese übersteht, hat noch bis zu drei Jahre danach ein hohes Risiko, einen Reizdarm zu entwickeln.[34]

Eine Reihe von infektiösen Keimen werden mit postinfektiösem RDS in Verbindung gebracht, darunter *Campylobacter, Clostridium perfringens, Clostridium difficile, Staphylococcus aureus, salmonella* und *Escherichia coli*.[35] Auch bei einer Infektion mit Parasiten wie *Giardia lamblia* (Giardiasis oder Lamblienruhr genannt) ist die Gefahr eines nachfolgenden RDS groß.[36] Man fängt sich solche bösen Erreger im Allgemeinen durch verdorbenes Essen oder Trinkwasser ein, insbesondere in Entwicklungsländern, in denen die Hygienestandards womöglich niedriger sind, obwohl das Auftreten von Lebensmittelvergiftungen auch in Industrienationen keine Seltenheit ist.

Ein gut dokumentierter Ausbruch von Lamblienruhr im norwegischen Bergen ist ein hervorragendes Beispiel dafür, welch verheerende Folgen eine solche Erkrankung haben kann. 2004 kam es infolge ungewöhnlich heftiger Regenfälle, die die Kanalisation zum Überlaufen brachten und einen See verseuchten, aus dem die Stadt ihr Trinkwasser bezieht, zu einem großflächigen Ausbruch. Schätzungsweise 2500 Menschen wurden mit dem Giardiasis-Erreger infiziert.[37] Zum Glück wurde die Ursache erkannt, und man bekam die Krankheit mit Antibiotika in den Griff, aber anders als beim Auftreten der Epidemie in anderen Ländern begleiteten norwegische Wissenschaftler viele der Patienten in einer Langzeitstudie, um die langfristigen Auswirkungen auf das Verdauungssystem zu erforschen. Die Ergebnisse sind ziemlich alarmierend.

Bei annähernd der Hälfte der während des Ausbruchs Infizierten kam es zu einem postinfektiösen RDS. Um die Schwere der Symptome zu beurteilen, bestellte man eine Gruppe von knapp über 80 Probanden, die anhaltende Verdauungsprobleme hatten, zwei bis drei Jahre nach der ursprünglichen Antibiotikabehandlung zur Nachuntersuchung ein. Bei den meisten von ihnen wurde ein klassisches RDS mit heftigen Blähungen, Durchfall und Bauchschmerzen diagnostiziert. Auch berichteten die Betroffenen häufig, dass sich ihre Beschwerden nach dem Essen bestimmter Nahrungsmittel oder bei Stress verschlimmerten. Eine besonders verblüffende Entdeckung war, wie viele der während der Epidemie Erkrankten zum Zeitpunkt der Nachuntersuchung an einer lähmenden chronischen Müdigkeit litten – bei etwa 46 Prozent war dies drei Jahre nach dem Ausbruch der Lamblienruhr der Fall.[38, 39]

Man geht davon aus, dass akute Magen-Darm-Infektionen, ob sie nun auf einen Parasiten wie *Giardia lamblia* oder bakterielle Erreger wie *E. coli* zurückzuführen sind, aufgrund der dabei entstehenden Schädigung des Magen-Darm-Trakts den Boden für RDS bereiten. Akute Entzündungen, Veränderungen in der bakteriellen Flora, Veränderungen der Magen-Darm-Motilität und eine erhöhte Durchlässigkeit der Darmwand können während einer solchen Infektion entstehen und derart Fuß fassen, dass sie nach dem Abklingen der eigentlichen Erkrankung nicht mehr ohne Weiteres verschwinden.[40] Dies erklärt die Anfälligkeit für die Entstehung eines Reizdarms.

Sind »böse« Keime die Ursache für Ihr RDS?

Es gibt einige Fragen, die Sie sich stellen, und Dinge, die Sie tun können, um herauszufinden, ob pathogene Keime hinter Ihrem RDS stecken.

1. Hatten Sie eine Infektion? Denken Sie zurück. Wann haben Ihre Symptome angefangen? Waren Sie im Ausland unterwegs? Selbst wenn Ihre Beschwerden erst Monate nach Ihrer Rückkehr zum ersten Mal aufgetreten sind, könnten sie mit einer Infektion in Zusammenhang stehen, die Sie sich während Ihrer Reise zugezogen haben. Vielleicht haben Sie sich auch eine kurz aufflammende Lebensmittelvergiftung oder einen Magen-Darm-Keim eingefangen, und Ihre bakterielle Darmflora ist darum aus dem Gleichgewicht geraten. Möglicherweise liegt sogar ein Befall mit Giardia-Erregern vor. Lassen Sie sich untersuchen (vor allem dann, wenn Sie an hartnäckigem Durchfall leiden).

2. Haben Sie Antibiotika eingenommen? Antibiotika können eine verheerende Wirkung auf die bakterielle Darmflora haben und die erwünschten Keime abtöten, sodass die unerwünschten überhandnehmen können. In einer Studie berichteten 33 Prozent der Probanden mit RDS von einer Antibiotika-Anwendung im vergangenen Jahr, sodass wir es hier mit einem starken Risikofaktor für die Entwicklung von Verdauungsstörungen zu tun haben.[41] Sollten Sie in der Vergangenheit häufig Antibiotika eingenommen haben, vor allem im letzten Jahr, könnte dies Ihr RDS mit erklären.

3. Lassen Sie Ihre Darmbakterien testen. Es gibt Tests, mit denen man sich ein sehr klares, detailliertes Bild vom Verhältnis zwischen erwünschten und unerwünschten Bakterien im Verdauungstrakt machen kann. Ihr Arzt wird womöglich vorschlagen, einen sogenannten Parasitenschnelltest vornehmen zu lassen. Dieser lässt jedoch keine umfassende Beurteilung zu, da dabei nur die gängigsten Erreger erfasst werden. Manche funktionaldiagnostischen Labore bieten umfangreichere Tests an, die eine größere Bandbreite von Parasiten und Erregern erfassen (siehe Infoteil). Diese sind teurer, liefern aber ein klareres Bild von dem Verhältnis zwischen erwünschten und unerwünschten Keimen im Magen-Darm-Trakt (etwa Bifidobakterien und *E. coli*) und geben Aufschluss über einen möglichen Parasitenbefall. Für den Test müssen Sie an drei aufeinanderfolgenden Tagen drei Stuhlproben entnehmen. Das mag nach einem schwierigen Auftrag klingen, doch mit der dem Test beigefügten Anleitung und dem ebenfalls mitgelieferten Instrumentarium ist die Handhabung relativ einfach.

4. Lassen Sie sich auf eine bakterielle Dünndarmfehlbesiedlung (DDFB) testen. Zur Diagnose von DDFB wird ein Wasserstoffatemtest eingesetzt. Man nimmt dazu normalerweise einen Tag lang eine faserarme Kost zu sich, trinkt dann eine Lactulose- oder Glukoselösung (welche von beiden ist nicht wirklich wichtig), und anschließend atmet man drei Stunden lang alle fünfzehn Minuten in ein Röhrchen, um den Anteil an Wasserstoff im Atem zu messen. Der Test ist zwar wegen seiner potenziellen Ungenauigkeit umstritten, wird aber dennoch einigermaßen erfolgreich zur Erkennung von DDFB eingesetzt, sodass etwaige Bakterien im Dünndarm gezielt behandelt und so eine Besserung der Symptome erzielt werden kann. Dass er bei Wiederkehren der Beschwerden erneut positiv ausfällt, spricht ebenfalls für ihn. Er bietet also ungeachtet aller Kritik zurzeit die beste und praktikabelste Möglichkeit, eine DDFB zu erkennen, und normalerweise funktioniert er auch zuverlässig.

5. **Greifen Sie zur Selbsthilfe und schauen Sie, was passiert.** Dies mag nicht unbedingt nach einem besonders professionellen Rat klingen, aber mit den im Folgenden beschriebenen Behandlungsschritten können Sie auf einfache und doch effiziente Weise herausfinden, ob bei Ihnen pathogene Keime im Spiel sind. Sollten Sie zum Beispiel besonders gut auf Probiotika ansprechen, war wahrscheinlich eine bakterielle Dysbalance zumindest teilweise für Ihre Beschwerden verantwortlich. Dessen ungeachtet ergibt sich mit den oben vorgestellten Methoden und Tests natürlich ein sehr viel klareres Bild, und es könnten dabei womöglich ernstere Ursachen, etwa ein Parasitenbefall, festgestellt werden, die nach einer medikamentösen Behandlung verlangen.

So stärken Sie Ihre bakterielle Magen-Darm-Flora

Probiotika

Dass Probiotika gegen RDS helfen, wird oft behauptet. Bei manchen Präparaten ist dies auch wirklich der Fall. Andere hingegen wirken überhaupt nicht, und es gibt sogar welche, die den Zustand verschlimmern. Nicht alle Probiotika sind also gleich, und es lohnt sich, die Unterschiede zu kennen. So wurde zum Beispiel in einer Untersuchung festgestellt, dass die Beschwerden durch die Einnahme eines bestimmten probiotischen Nahrungsergänzungsmittels sogar noch schlimmer wurden. Manche Präparate haben sich in Studien als unwirksam erwiesen und andere brachten nur bei bestimmten Symptomen wie Blähungen Linderung.[42-44]

Es gibt jedoch auch Probiotika, mit denen sich eindeutig

eine generelle Besserung erzielen lässt.[45] Die Unterschiede lassen sich mit der jeweils ganz eigenen klinischen Wirkung der verschiedenen probiotischen Stämme erklären. Die Präparate werden nach Gattung, Spezies und Stamm bezeichnet: *Lactobacillus* (Gattung) *plantarum* (Spezies) *299v* (Stamm). Wenn Sie also erwägen, Ihr RDS mit Probiotika zu behandeln, sollten Sie auch die Präparate wählen, die sich in klinischen Studien als wirksam erwiesen haben. Im 5-Schritte-Plan in Teil 3 dieses Buchs finden Sie einen Überblick über die besonders effizienten (siehe Seite 169).[46]

Angesichts der Flut von Präparaten, die mit zum Teil irreführenden Behauptungen beworben werden, müssen Sie womöglich etwas recherchieren, um diejenigen herauszufiltern, die einen nachweislichen Nutzen haben. Aber der Aufwand kann sich durchaus lohnen. Um ein Präparat konkret zu testen, geben Sie ihm vier Wochen Zeit. Funktioniert es nicht, probieren Sie ein anderes aus, denn vielleicht ist ein anderer Stamm bzw. eine andere Stammkombination bei Ihnen wirksamer.

Manche Probiotika haben sich in Studien auch als wirksam gegen DDFB erwiesen, obwohl dies auch hier nicht bei allen der Fall ist.[47] Gute Behandlungsergebnisse versprechen folgende Stämme: *Lactobacillus casei* Shirota (in Yakult), *Bacillus clausii* und *Lactobacillus johnsonii* La1 (in Joghurt und als Nahrungsergänzungsmittel) sowie eine Kombination der folgenden vier Stämme in Form einer Nahrungsergänzung: *Lactobacillus casei, Lactobacillus plantarum, Enterococcus faecalis* und *Bifidobacterium brevis*.[48–51] Die Präparate werden normalerweise kurmäßig vier bis sechs Wochen lang eingenommen und haben sich als wirksamer gegen DDFB erwiesen als eine Behandlung mit Antibiotika.

Beachten Sie, dass die Wirkung von Probiotika unterschiedlich ausfallen kann und die Anwendung manchmal in den ersten zwei bis drei Tagen zur vermehrten Bildung von Darmgasen und zur Anschwellung des Bauchs führen kann. Die meisten Studien haben außerdem ergeben, dass die positiven Effekte von probiotischen Nahrungsmitteln auf die bakterielle Darmflora nicht bestehen bleiben, sobald man das Präparat absetzt. Stellen Sie sich also auf eine langfristige Einnahme ein.

Präbiotika

Präbiotika sind spezielle Ballast- oder Faserstoffe, die den Bifidobakterien im Verdauungstrakt als Nahrung dienen und so zu deren Vermehrung beitragen. Sie sind natürlich enthalten etwa in Akaziengummi, Inulin (in Topinambur und Chicoréewurzeln), Vollkorn-Haferflocken und unraffiniertem Weizen. Durch den Verzehr von Präbiotika können Sie den Anteil an erwünschten Bifidobakterien im Magen-Darm-Trakt erhöhen, die den schädlichen Keimen Konkurrenz machen und diese abtöten, sodass das Ökosystem im Darm wieder in Balance kommt. Man schreibt ihnen darum eine breite Palette an gesundheitlichen Vorzügen zu, und ihre Wirksamkeit bei RDS ist in Studien nachgewiesen.

Untersuchungen haben gezeigt, dass Präbiotika sich bei RDS je nach Dosis positiv oder negativ auswirken können. Hohe Dosen (ca. 20 Gramm täglich) können die Beschwerden verschlimmern, wahrscheinlich weil die Fasern zu gären beginnen und es dabei zu übermäßiger Gasbildung kommt. Diese Symptome klingen jedoch nach den ersten paar Monaten wieder ab. Geringe Dosen (ca. 3 bis 5 Gramm täglich) lösen jedoch keine solche Symptomverschlechterung aus, und die Wahrscheinlichkeit, Blähungen und Flatulenz zu lindern und das Allgemeinbefinden insgesamt zu verbessern, war hier am höchsten. Gleichzeitig wurde ein messbarer Anstieg der Bifidobakterien im Darm gemessen.[52] Nach sechswöchigem täglichem Verzehr solch kleiner Mengen zeigten sich signifikante Verbesserungen.

Nachweislich wirksam unter den vielen bekannten Arten von Präbiotika sind kurzkettige Fructooligosaccharide (in Chicorée, Spargel, Zwiebeln, Knoblauch, Bananen, Artischocken) und Galactooligosaccharide (in Milch). Wählen Sie also diese, wenn Sie die Wirkung von Präbiotika an sich testen möchten. Am besten, Sie nehmen ein Nahrungsergänzungspräparat, weil sich das am einfachsten dosieren lässt.

Wie bei Probiotika kann es hier ebenfalls in den ersten Tagen vorübergehend zu Gasbildung oder Blähungen kommen, und die besten Ergebnisse erzielen Sie mit einer langfristigen Anwendung. Bei beiden – sowohl den Pro- als auch den Präbiotika – macht es nicht wirklich etwas aus, wenn Sie sie einen oder zwei Tage lang zu nehmen vergessen. Ihre Wirkung ist anhaltender Natur, sodass sie trotzdem weiterhin davon profitieren.

Pfefferminzöl

In einer Reihe von Studien hat sich gezeigt, dass ätherisches Pfefferminzöl in magensaftresistenten Kapseln RDS-Symptome wie Durchfall, Verstopfung, Blähungen und Schmerzen bessern kann. In der Tat ist Pfefferminzöl eines der am besten untersuchten Naturheilmittel gegen RDS.[53]

Die Wirkung des Öls scheint damit zu tun zu haben, dass es Muskelkrämpfen entgegenwirkt und die Muskeln entspannt. Es wurde jedoch auch nachgewiesen, dass es die Darmbakterien selbst beeinflusst und insbesondere pathogene Keime wie Bakterien, Hefen, Pilze und Parasiten abtötet.

Wenig überraschend ist die Feststellung, dass Pfefferminze auch einer DDFB entgegenwirkt. Eine 20-Tage-Kur mit einer Dosis von dreimal täglich 0,2 ml hat sich als wirksam erwiesen.[54]

Achten Sie darauf, ein magensaftresistentes Produkt zu wählen. Nur so ist gewährleistet, dass die Kapseln nicht schon im Magen aufgelöst werden und die aktiven Inhaltsstoffe auch wirklich in den Dünndarm gelangen. Ohne die spezielle Beschichtung ist das Pfefferminzöl zum Großteil verdaut, bevor es seine Wirkung entfalten kann, und man bekommt es häufiger mit der unerwünschten Begleiterscheinung zu tun: einem unangenehmen, nach Pfefferminze riechenden Aufstoßen.

Klinische Studien zeigen, dass die vierwöchige Einnahme von dreimal täglich einer bis zwei magensaftresistenten Kapseln à je 0,2 bis 0,4 ml RDS-Beschwerden lindern kann. Mischungen von Pfefferminze mit anderen ätherischen Ölen können mitunter ebenfalls gut wirken. Außer wenn Sie allergisch auf Pfefferminze reagieren, gibt es wenige Nebenwirkungen, und die Anwendung ist ausgesprochen sicher. Während der Schwangerschaft sollten Sie jedoch darauf verzichten, und wenn Sie Medikamente einnehmen, empfiehlt es sich, zunächst Rücksprache mit Ihrem Arzt zu halten.

Antibiotika

Ausgehend von der Vermutung, dass sie unerwünschte Darmkeime abtöten und darum zu einer Symptomverbesserung führen könnten, wurden verschiedene spezielle Arten von Antibiotika im Hinblick auf ihren möglichen Nutzen bei RDS geprüft. Das am umfangreichsten getestete Präparat ist Rifaximin, ein Präparat, das nicht in die Blutbahn gelangt, sondern nur lokal im Verdauungstrakt wirksam ist. Das Risiko von Nebenwirkungen oder allergischen Reaktionen ist dementsprechend gering.

Rifaximin scheint bei RDS im Allgemeinen gut zu wirken, und in den Tests hielt die Besserung der Symptome bei 46 bis 90 Prozent der Probanden auch noch mehrere Monate über die

Behandlung hinaus an. Eingesetzt wird das Mittel vornehmlich, wenn eine DDFB nachgewiesen wurde (also der Wasserstoffatemtest einen positiven Befund ergeben hat); die Wirksamkeitsrate lag hier zwischen 20 und 75 Prozent.[55]

Die Behandlung dauert je nach Dosis im Normalfall sieben Tage bis vier Wochen, und das Präparat wird meist gut vertragen. Weniger als 10 Prozent der Patienten klagten über Nebenwirkungen wie Kopfschmerzen, Übelkeit, Durchfall und Bauchschmerzen.[56]

Rifaximin ist dennoch nicht ganz unproblematisch. Der wiederholte, langfristige Einsatz kann nachweislich zu einer Antibiotikaresistenz führen, was der Sicherheit des Mittels Grenzen setzt. In neueren Studien hat sich zudem gezeigt, dass der Wirksamkeitsvorsprung von Rifaximin gegenüber einem Placebo nur bei bescheidenen 10 bis 15 Prozent liegt, und speziell im Hinblick auf RDS ist anzumerken, dass hierzu derzeit nur eine Vorläuferstudie vorliegt und das Mittel für diese Indikation dementsprechend noch nicht zugelassen ist.[57, 58]

Als alternative Möglichkeit zur Verbesserung der Darmflora empfiehlt es sich also, es zunächst mit Pro- und Präbiotika zu versuchen und im Falle einer DDFB eine 20-Tage-Kur mit magensaftresistenten Pfefferminzkapseln zu machen oder eines der oben genannten, speziell dagegen wirkenden Probiotika zu probieren. Dies ist natürlicher und sicherer und könnte durchaus genauso gut wirken.

Die Ursache behandeln

Das Vorhandensein von pathogenen Bakterien im Darm hat normalerweise einen Grund, und selbst bei einer Behandlung mit Pro- und Präbiotika oder Pfefferminzöl ist darum die Wahrscheinlichkeit groß, dass die Probleme nach einer gewissen Zeit wiederkehren. In den folgenden Kapiteln befassen wir uns mit der Frage, warum sich in Ihrem Verdauungstrakt überhaupt zu viele unerwünschte Keime breitmachen und sich die erwünschten rarmachen. Zu den möglichen Gründen gehören chronische Verstopfung, schwache Verdauung, psychischer Stress, Nahrungsmittelunverträglichkeiten (insbesondere gegen Gluten oder Laktose), ein zu hoher Kohlenhydratanteil im Essen oder eine insgesamt ungesunde Ernährung. Diese Ursachen zu beseitigen ist der Schlüssel zu langfristiger Symptomfreiheit.

Gesünder durch eine gute Verdauung

Wenn wir essen, löst der Vorgang des Kauens und Schluckens in unserem Verdauungssystem die Ausschüttung verschiedener Verdauungssäfte aus, die die Nahrung aufspalten, sodass wir die darin enthaltenen Nährstoffe aufnehmen können. Die drei wichtigsten sind die Magensäure, das Bauchspeicheldrüsensekret und die Gallensäure. Wird von einem davon zu wenig produziert oder liegt in einem der Bereiche eine funktionelle Störung vor, kann dies zu einer mangelhaften Verwertung der Nahrung oder einer Dünndarmfehlbesiedlung mit all den daraus resultierenden Folgeproblemen kommen und eine breite Palette an Verdauungsstörungen nach sich ziehen.

Mangel an Magensäure

Beim Kauen von Nahrung werden die Geschmacksnerven angeregt, und diese signalisieren dem Verdauungssystem, die Produktion von Verdauungssäften in Gang zu setzen. Während der Nahrungsbrei durch die Speiseröhre Richtung Magen bewegt wird, nehmen Rezeptorzellen diesen Weitertransport wahr, was die Ausschüttung von Sekreten noch einmal massiv anregt. Im Magen werden größere Nahrungsbestandteile in kleinere, leichter verwertbare Stücke zerlegt, bevor der Speisebrei in den Dünndarm weitergeleitet wird. Die Magensäure dient gleichzeitig als Bakteriensperre: Sie tötet potenziell krank machende Keime in der Nahrung und im Trinkwasser ab und schützt uns so vor Lebensmittelinfektionen.

Wird zu wenig Magensäure produziert, wird die Nahrung nicht vollständig aufgebrochen und der Körper kann die darin enthaltenen Nährstoffe nicht richtig aufnehmen. Darüber hinaus können Lebensmittelunverträglichkeiten entstehen, da große Eiweißmoleküle den Magen intakt passieren, die dann Immunreaktionen auslösen können. Eine zu geringe Magensäureproduktion schwächt gleichzeitig die natürliche Bakterienabwehr und kann das Risiko einer DDFB erhöhen, die zu den wichtigsten Ursachen von Verdauungsstörungen gehört.

Es gibt Hinweise auf einen möglichen Zusammenhang zwischen einem Mangel an Magensäure und den gängigen Verdauungsproblemen. Die Symptome sind ähnlich wie bei RDS und reichen von Dyspepsie über Blähungen, einem Anschwellen des Bauchs nach dem Essen, Verstopfung, Durchfall und übermäßiger Bildung von Darmgasen bis hin zu chronischer Erschöpfung. In den 1960er-Jahren kam eine kleine klinische Studie zu dem Schluss, dass sich bei Betroffenen die Magensäureproduktion mit einer ergänzenden Gabe von Betain-Hydrochlorid und Pepsin zum Essen steigern ließ, was eine Linderung der Verdauungsbeschwerden und Blähungen bewirkte und die Entzündungswerte im Magen-Darm-Trakt reduzierte.[1] Eine frühere Untersuchung aus den 1950er-Jahren hatte ergeben, dass die Anwendung von Betain-Hydrochlorid einer Dünndarmfehlbesiedlung entgegenwirkt.[2] Leider wurde der mögliche Zusammenhang zwischen einem Mangel an Magensäure und dem Auftreten von RDS seither nicht weiter untersucht.

Die häufigsten Gründe für eine zu geringe Magensäureproduktion sind fortschreitendes Alter, eine Infektion mit dem *Helicobacter pylori* sowie die Anwendung von Magensäure reduzierenden Medikamenten.[3] Eine chronische Infektion mit *H. pylori* führt zur sogenannten atrophischen Gastritis, die mit Entzündungen und einer eingeschränkten Magensäureproduktion einhergeht. Sie tritt ausgesprochen häufig auf: 20 Prozent der Menschen unter 40 und 50 Prozent der Menschen über 60 Jahre leiden darunter. Dass die Infektionswahrscheinlichkeit mit den Jahren steigt, erklärt die Korrelation zwischen Alter und verminderter Magensäureproduktion. Doch obwohl die atrophische Gastritis derart weitverbreitet ist, wissen die meisten Betroffenen nichts von ihrer Erkrankung, da deren Symptome nicht ohne Weiteres erkennbar sind. Wird sie entdeckt, dann nur bei einer ärztlichen Untersuchung mit entsprechenden Laboranalysen.

Da entsprechende wissenschaftliche Untersuchungen fehlen, ist schwer zu sagen, wie häufig eine Infektion mit *H. pylori* oder eine atrophische Gastritis bei RDS vorliegt und ob diese womöglich ursächlich daran beteiligt sind. In einigen interessanten experimentellen Studien wurde jedoch festgestellt, dass Probanden, die mit dem Keim infiziert wurden, an Schmerzen, einem anhaltenden Völlegefühl, Übelkeit Erbrechen, Flatulenz und Erschöpfung litten, die allesamt zum RDS-Beschwerdebild gehören. Ein weiterer Hinweis auf einen Zusammenhang zwischen *H. pylori* und RDS kommt von einem deutschen Forscherteam, das beobachtet hat, dass bei RDS-Patienten mit erhöhter Schmerzempfindlichkeit eine erhöhte Wahrscheinlichkeit für eine Infektion mit dem Keim besteht. Die Wissenschaftler stellten daraufhin die Vermutung auf, dass das Bakterium in der Tat eine wichtige Rolle spielen könnte.[4]

Medikamente zur Reduktion der Magensäureproduktion, sogenannte Säureblocker oder Antiazidika, gehören zu den am häufigsten rezeptfrei verkauften und von Ärzten verordneten Arzneimitteln. Da sie auf die Neutralisierung oder Unterdrückung der natürlichen Magensäureproduktion abzielen, dämpfen sie die normale Verdauungsfunktion, was eine Vielzahl von Problemen wie Nahrungsmittelunverträglichkeiten, Nährstoffmängel, Dünndarmfehlbesiedlung und natürlich RDS nach sich ziehen kann.[5] Sollten Sie also regelmäßig solche Mittel einnehmen, um Ihr Sodbrennen in den Griff zu bekommen, könnte dies paradoxerweise mit dafür verantwortlich sein, dass Sie unter einer Vielzahl anderer Beschwerden leiden.

Mangel an Bauchspeicheldrüsenenzymen

Vom Magen aus wird der mit Magensäure angereicherte Speisebrei in den Dünndarm befördert, wo die Bauchspeicheldrüse bereits darauf wartet, ihn mit ihrem Sekret weiter aufzuspalten. Das Bauchspeicheldrüsensekret enthält Bicarbonat und Enzyme. Ersteres neutralisiert die Magensäure, damit sie den Darm nicht angreift, und Letztere werden zur Aufschlüsselung von Proteinen, Kohlenhydraten und Fetten gebraucht.

Ein Mangel an Bauchspeicheldrüsenenzymen wird traditionell nicht mit RDS in Verbindung gebracht, doch neuere Forschungen lassen vermuten, dass bei manchen Betroffenen hier ein deutlicher symptomatischer Zusammenhang besteht.

Ein Forscherteam der Abteilung für Gastroenterologie am Royal Hallamshire Hospital im englischen Sheffield ging erstmals der Frage nach, ob eine zu geringe Produktion an Bauchspeicheldrüsenenzymen bei RDS eine Rolle spielen könnte.[6] Sie stellten bei etwa 6 Prozent der Probanden mit RDS eine verminderte Sekretion fest. Die Zahl mag gering erscheinen, doch wenn man bedenkt, dass schätzungsweise 30 Prozent der Allgemeinbevölkerung an RDS leiden, könnte hier in Millionen Fällen ein Auslöser von Beschwerden zu finden sein, was der Entdeckung doch einiges Gewicht verleiht.

Die Forscher verabreichten den Probanden mit zu geringer Ausschüttung an Bauchspeicheldrüsenenzymen daraufhin ergänzend zur Nahrung ein Enzympräparat, um zu sehen, ob sich dies positiv auf die Beschwerden auswirken würde. Und siehe da, durch die Einnahme des Mittels stellte sich eine deutliche Besserung der Symptome ein, und zwar insbesondere im Hinblick auf Stuhlhäufigkeit, Stuhlbeschaffenheit und Bauchschmerzen. Die Forscher verabreichten das Präparat auch RDS-Patienten, bei denen die Enzymproduktion nicht reduziert war. Diese Probanden berichteten jedoch, kaum überraschend, über keinen derartigen Nutzen.

Wie aber können Sie nun herausfinden, ob Ihre Bauchspeicheldrüse ausreichend Enzyme produziert? Nun, Sie könnten es an der Art Ihrer Beschwerden ablesen. Bei vielen Betroffenen stellt sich eine Symptomverschlechterung unmittelbar nach dem Essen ein, etwa in Form von Blähungen, Schmerzen und Durchfall, was in der Tat auf einen Mangel an Verdauungsenzymen hinweisen könnte. Ausgehend von vielversprechenden Berichten über klinische Erfolge, die mit der Anwendung von Enzymsupplementen vor dem Essen zu erzielen seien, beschloss eine Gruppe von Forschern, diese Behauptung in einer Studie formal zu überprüfen. Dabei stellten sie fest, dass ein entsprechendes Präparat bei Probanden, die über Durchfall, Blähungen und Schmerzen insbesondere nach dem Essen klagten, eine signifikante Verbesserung brachte. Sie ließen die Teilnehmer ihrer Studie sogar Speisen verzehren, die bekanntermaßen Auslöser für deren Symptome waren, und selbst dann funktionierten die Verdauungsenzyme ausgezeichnet.[7]

Sollten Ihre Beschwerden also nach dem Verzehr fettreicher Speisen besonders schlimm sein, könnte Ihnen die Einnahme eines Verdauungsenzyms als Nahrungsergänzung ausgesprochen guttun. Es ist eindeutig erwiesen, dass diese gegen Blähungen und Völlegefühl nach fettreichem Essen wirksam sind.[8] Bei Menschen mit RDS kann eine Nahrungsergänzung mit Verdauungsenzymen zudem die Fettverdauung ganz allgemein verbessern und auch die von Unverträglichkeiten gegenüber Nahrungsfetten ausgelösten Symptome lindern.[9]

Warum genau die Bauchspeicheldrüse mancher von RDS Betroffener zu wenig Enzyme produziert, ist noch nicht geklärt. Zwei mögliche Erklärungen, die noch erforscht werden müssen, sind die Glutenunverträglichkeit und die sogenannte chronische Pankreatitis bzw. Bauchspeicheldrüsenentzündung. Letztere ist von schweren Bauchschmerzattacken begleitet und kann durch jahrzehntelangen starken Alkoholkonsum entstehen.[10] Sie kommt jedoch mit einer Auftretenshäufigkeit von etwa 1:10 000 nur äußerst selten vor. Bei der Glutenunverträglichkeit, auf die wir an anderer Stelle noch im Detail eingehen werden, handelt es sich jedoch um ein relativ gängiges Phänomen mit einer Auftretenshäufigkeit von 1:100; bei RDS-Patienten liegt die Quote sogar noch darüber.

Gallensäureverlustsyndrom

Neben Magensäure und Bauchspeicheldrüsenenzymen ist als drittes wichtiges Verdauungssekret die Gallenflüssigkeit zu nennen. Die Gallensäure oder Gallensalze werden in der Leber produziert und nach dem Verzehr von fetthaltigen Nahrungsmitteln – also den meisten der üblichen Speisen – über die Gallenblase in den Dünndarm abgegeben.

Die Hauptfunktion der Gallensalze besteht darin, die Aufnahme von Speisefetten in den Körper zu ermöglichen, indem sie diese binden und in den Blutkreislauf abgeben, ein Prozess, der als Emulgieren bezeichnet wird. Die meisten der ausgeschütteten Gallensalze werden anschließend auch von der Leber wieder aufgenommen. Nur ein sehr geringer Anteil, weniger als 5 Prozent, wird mit dem Stuhl ausgeschieden. Um es vereinfachend auf den Punkt zu bringen: Gallensalze helfen Fett zu verdauen und zu absorbieren und werden laufend wiederverwendet.

Ist dieser normale »Recyclingprozess« jedoch gestört und gelangen ungewöhnlich große Mengen an Gallensalzen in den Verdauungstrakt, kann dies Probleme verursachen. Dringen sie in den Dickdarm vor, können sie dort einen erhöhten Wasserandrang auslösen, was zu Durchfall mit den entsprechenden Begleitsymptomen wie Blähungen, heftigem Stuhldrang und Stuhlinkontinenz führen kann.[11] Eine mangelnde Wiederaufnahme von Gallensäure und die daraus resultierenden Verdauungsprobleme werden als Gallensäureverlustsyndrom bezeichnet.

Dieses wird erst seit Kurzem als eine mögliche Ursache von RDS in Betracht gezogen, und wie es aussieht, sind viele Menschen davon betroffen. Forscher der ernährungswissenschaftlichen Abteilung des Royal Marsden Hospital in London haben 18 Studien analysiert, um herauszufinden, wie häufig das Gallensäureverlustsyndrom im Zusammenhang mit RDS auftritt.[12] Sie berichteten, dass bei bis zu 30 Prozent der RDS-Patienten des Durchfalltyps (RDS-D) ein gewisser Grad an Gallensäureverlust festzustellen war. Wir haben es hier also mit einem bemerkenswert häufigen Problem zu tun, das viel weiter verbreitet zu sein scheint, als man bisher angenommen hat. Professor Julian Walters vom Imperial College London, der an der Untersuchung beteiligt war, sieht einen möglichen Grund für Gallenblasen-Durchfall in einer Überproduktion von Gallensäure, die entsteht, wenn der Körper nicht erkennt, dass bereits ausreichend davon ausgeschüttet wurde. Seine Theorie wird von der Tatsache gestützt, dass es beim Vorliegen eines Gallensäureverlustsyndroms häufig an einem im Dünndarm produzierten Hormon mangelt, das der Leber normalerweise die ausreichende Ausschüttung von Gallensäure signalisiert und so für eine Einstellung der Produktion bis zur nächsten Mahlzeit sorgt.[13] Wie genau aber kann dieser Zustand der Überproduktion Fuß fassen?

Interessanterweise könnte hier eine der anderen bekannten RDS-Ursachen mit im Spiel sein, etwa eine Infektion mit Parasiten, eine Dünndarmfehlbesiedlung oder eine zu geringe Ausschüttung von Bauchspeicheldrüsenenzymen. Zwar wird das Gallensäureverlustsyndrom in der Regel mit entsprechenden Medikamenten behandelt, doch auch durch eine Eliminierung der Dünndarmfehlbesiedlung und eine Nahrungsergänzung mit Verdauungsenzymen können sich die Beschwerden bessern.[14] Um herauszufinden, ob bei Ihnen ein Gallensäureverlustsyndrom vorliegt, probieren Sie es zunächst mit Verdauungsenzymen. Falls Sie auf diesem Weg keine Besserung erzielen, klären Sie als Nächstes, ob eine Dünndarmfehlbesiedlung vorliegt. Der dritte Schritt wäre dann, sich an Ihren Arzt zu wenden und ihn um die Verordnung eines Medikaments zur Bindung der Gallensäure zu bitten.

Steckt eine Verdauungsschwäche hinter Ihren Symptomen?

Es gibt einige Fragen, die Sie sich stellen, und Dinge, die Sie tun können, um abzuklären, ob eine Verdauungsschwäche hinter Ihren Symptomen steckt:

1. **Verschlechtern sich Ihre Symptome nach dem Essen?** Die meisten Menschen berichten von einer Symptomverschlechterung nach dem Essen. Dies ist zwar keine definitive Bestätigung für einen Mangel an Verdauungssekreten, könnte aber durchaus darauf hinweisen, dass ein Mangel an Magensäure oder Bauchspeicheldrüsenenzymen bzw. ein Gallensäureverlustsyndrom vorliegt. Dies gilt insbesondere, wenn Ihre Symptome von fetten Speisen oder bestimmten Lebensmitteln ausgelöst werden.

2. **Test auf atrophische Gastritis:** Neben der Anwendung von Säureblockern ist die atrophische Gastritis die häufigste Ursache für einen Mangel an Magensäure. Klären Sie in Rücksprache mit Ihrem Arzt, inwiefern Sie hiervon betroffen sind. Er wird Ihnen sagen, ob in Ihrem Fall eine entsprechende Untersuchung sinnvoll ist oder nicht. Die Diagnose ist kompliziert und erfordert womöglich eine Reihe verschiedener Tests. Mit einem Bluttest lässt sich zuverlässig klären, ob eine Infektion mit *H. pylori* vorliegt, aber daneben sind womöglich andere Untersuchungen wie eine Magenspiegelung notwendig.

3. **Lassen Sie Ihre Bauchspeicheldrüsenflüssigkeit testen:** Mit einem Test auf fäkale Elastase-1 (einem Bauchspeicheldrüsenenzym) lässt sich zuverlässig abklären, ob Sie an einer zu geringen Ausschüttung von Bauchspeicheldrüsenenzymen leiden. Werte über 200 µg pro Gramm gelten als normal, während Werte unter 100 µg eindeutig auf eine verminderte Enzymproduktion schließen lassen. Bei Werten im Bereich zwischen

100 und 200 µg ist das Bild zwar weniger eindeutig, diese könnten aber ein Hinweis darauf sein, dass es Ihnen an Enzymen mangelt. Für den Test müssen Sie eine Stuhlprobe abgeben. Alternativ hierzu können Sie auch einfach zu den Mahlzeiten Verdau-ungsenzyme einnehmen, um zu sehen, ob sich Ihre Beschwerden dadurch bessern, zumal der Test nicht immer genau ist.

4. Lassen Sie sich auf das Vorliegen eines Gallensäureverlustsyndroms testen: Die beste Diagnosemöglichkeit bietet der sogenannte SeHCat-Test (vom Englischen *Se-homocholic acid taurine*). Er ist in vielen Ländern aber nicht erhältlich, und wenn doch, so fällt er nicht in das gängige Untersuchungsspektrum. Dennoch bietet er eine sichere und relativ preiswerte Möglichkeit, das Vorliegen eines Gallensäureverlustsyndroms festzustellen. Eine weitere Möglichkeit besteht darin, versuchsweise ein gallensäurebindendes Medikament einzunehmen. Sprechen Sie auf diese Behandlung an, ist dies ein ziemlich klarer Hinweis darauf, dass bei Ihnen in diesem Bereich eine Störung vorliegt. In diesem Fall sollten Sie sich an einen Arzt wenden und mit ihm über eine geeignete medikamentöse Behandlung sprechen.

So verbessern Sie Ihre Verdauung

Betain-Hydrochlorid
Mit der Einnahme von Betain-Hydrochlorid (Salzsäure) lässt sich ein Mangel an Magensäure auf eine einfache und effiziente Weise ausgleichen. Zur Wirkungsverstärkung wird dem als Nahrungsergänzungsmittel erhältlichen Präparat oft Pepsin beigesetzt, das die Verdauung unterstützt. Es sei darauf hingewiesen, dass eine Linderung von RDS-Beschwerden damit nicht nachgewiesen ist, doch eine Reihe von Studien hat gezeigt, dass

ein Mehr an Magensäure die damit in Verbindung stehenden Begleiterscheinungen wie Dyspepsie, Blähungen, Verstopfung, Durchfall, vermehrte Gasbildung und Erschöpfung mildern kann. Ein Versuch lohnt sich also auf jeden Fall.

Nehmen Sie testweise eine Kapsel à 650 mg Beta-Hydrochlorid zu jeder Mahlzeit ein. Diese Menge könnte bereits ausreichen, um Ihre Symptome zu bessern. Andernfalls erhöhen Sie die Dosis langsam um jeweils eine Kapsel pro Mahlzeit, wobei eine Maximaldosis von drei Kapseln pro Mahlzeit nicht überschritten werden sollte. Sie können auch bei kleinen Mahlzeiten weniger und bei größeren Mahlzeiten mehr Kapseln einnehmen.[15, 16]

Beta-Hydrochlorid gilt als sehr sicher, Sie sollten es jedoch nicht verwenden, wenn Sie regelmäßig nicht-steroidale, entzündungshemmende Medikamente (z. B. Aspirin, Ibuprofen, Paracetamol) oder Corticoide einnehmen. Nehmen Sie es ebenfalls nicht, wenn Sie ein Magengeschwür haben oder unter Oberbauchschmerzen leiden. Und wenn Sie Schmerzen oder ein Brennen im Magen verspüren, stoppen Sie die Einnahme sofort und suchen Sie einen Arzt auf, falls Sie weiterhin Schmerzen haben.

Verdauungsenzyme

Die Einnahme von Verdauungsenzymen hat sich bei RDS als symptomlindernd erwiesen, und zwar insbesondere bei Patienten, deren Bauchspeicheldrüse zu wenig Sekret produziert oder deren Beschwerden sich nach dem Essen verschlechtern.

Es ist eine Flut von verschiedenen Enzympräparaten zur Nahrungsergänzung auf dem Markt, die die unterschiedlichsten Inhaltsstoffe und jeweils eigene Dosierungsempfehlungen haben. Das erschwert die Wahl des passenden Produkts. Etwas leichter wird es, wenn Sie darauf achten, dass es zumindest die

Enzyme Lipase (zur Fettverdauung), Protease (zur Eiweißverdauung) und Amylase (zur Kohlenhydratverdauung) enthält. Enzympräparate sind üblicherweise tierischen Ursprungs, es werden aber auch vegetarische Varianten angeboten.

Der Lipase-Anteil liefert den eindeutigsten Anhaltspunkt zur Dosierung. Klinischen Studien zufolge sollte diese bei Präparaten tierischen Ursprungs – sogenannten Pankreasenzymen – pro Mahlzeit bei ca. 8000 bis 24000 Standardeinheiten gemäß US-Arzneimittelbuch *United States Pharmacopeia* liegen.[17]

Es gibt Hinweise darauf, dass vegetarische Enzyme (zum Beispiel aus dem Aspergillus-Pilz) vorteilhafter sind, und zwar nicht nur aus ethischen Gründen. Sie sind auch stabiler und magensaftresistenter, sodass sie tatsächlich besser wirken.[18]

Der Wirkstoffgehalt vegetarischer Enzympräparate wird mit den unterschiedlichsten Verfahren bestimmt, und ihre Dosierung und Stärke variiert von Produkt zu Produkt erheblich. Sollten Sie sich für die vegetarische Variante entscheiden, achten Sie auch hier darauf, dass die Enzyme Lipase, Protease und Amylase enthalten sind, und halten Sie sich an die auf der Packung angegebene Einnahmeempfehlung, die in der Regel bei zwei Kapseln pro Mahlzeit liegt.

Im Allgemeinen haben Verdauungsenzyme keine Nebenwirkungen, abgesehen von einem möglichen kurzfristigen Auftreten von Magen-Darm-Verstimmungen oder Übelkeit. Die positiven Wirkungen sollten sich relativ schnell einstellen, manchmal bereits bei einer einzigen Mahlzeit. Selbst wenn Sie keinen solch unmittelbaren Nutzen spüren sollten, empfiehlt es sich, das Präparat weiter einzunehmen. Studien zufolge stellen sich die optimalen therapeutischen Wirkungen nämlich nach etwa drei Monaten ein. Nach einer gewissen Zeit brauchen Sie das Präparat dann nur noch zu Mahlzeiten zu nehmen, die Ihnen bekanntermaßen Probleme bereiten.

Alpha-Glucosidase-Hemmer meiden
Alpha-Glucosidase ist ein Verdauungsenzym, das zur Aufspaltung und Resorption von Kohlenhydraten gebraucht wird. Von einer Reihe von natürlichen Lebensmitteln weiß man, dass sie es in seiner Wirkung hemmen, und manche Arzneimittel – sogenannte Alpha-Glucosidase-Hemmer – wurden speziell zu diesem Zweck entwickelt. Man setzt sie bei Diabetes und Fettleibigkeit ein – mit dem Argument, dass vom Körper weniger Kalorien etwa aus Zucker aufgenommen werden, wenn man die Aufspaltung von Kohlenhydraten blockiert. Die Anwendung kann jedoch Probleme verursachen und ist häufig mit Nebenwirkungen wie Flatulenz, Durchfall und Bauchschmerzen verbunden.

Auch viele natürliche Lebensmittel haben eine Alpha-Glucosidase hemmende Wirkung, insbesondere diejenigen, die bekanntermaßen als RDS-Auslöser gelten: stark gewürzte Speisen, Bohnen, Zwiebeln, Knoblauch, Mais und Chilis. Auch Nahrungsergänzungsmittel aus weißen Kidneybohnen und Maulbeerblättern blockieren die Alpha-Glucosidase-Wirkung. Es empfiehlt sich, solche Lebensmittel zu meiden oder bei ihrem Verzehr ein Verdauungsenzympräparat einzunehmen. Das unterstützt die Verdauung und beugt Beschwerden vor.[19]

Probieren Sie es mit einer gallensäurereduzierenden Diät
Neben der Einnahme von Verdauungsenzymen oder Medikamenten zum Binden der Gallensäure oder einer Behandlung der DDFB-Symptome kann auch eine Umstellung der Ernährung das Gallensäureverlustsyndrom bessern.

Die Standardempfehlung lautet, sehr fette Speisen zu meiden, um das Durchfallrisiko zu reduzieren.[20–22] Es empfiehlt sich auch, auf alles zu verzichten, was sehr viel weißen Zucker enthält, da Zucker genau wie Fett die Produktion von Gallensäure anregt.[23]

Die Erhöhung des natürlichen Ballaststoffanteils in der Nahrung durch den Verzehr von Vollkornprodukten, Obst und Gemüse wirkt sich ebenfalls gallensäurereduzierend aus und könnte darum hilfreich sein.[24, 25] In einer Studie wurde festgestellt, dass sonnengetrocknete Rosinen (ca. 85 Gramm täglich) die Ausschüttung von Gallensäure vermindern und zu einer regelmäßigeren Verdauung beitragen können.[26]

Verstopfung beseitigen und das System neu starten

Chronische Verstopfung gehört zu den ausgesprochen häufig auftretenden RDS-Beschwerden, und obwohl man sie in der Regel als Symptom betrachtet, spricht einiges dafür, dass sie bei manchen Menschen die eigentliche Ursache für die störendsten Beschwerden wie Blähungen, Unbehagen, Schmerzen und sogar gelegentliche Durchfälle ist.

In der medizinischen Praxis gilt das Auftreten von Schmerzen als Unterscheidungsmerkmal zwischen RDS und chronischer Verstopfung. Wenn Sie also gleichzeitig an Verstopfung und Schmerzen leiden, fallen Sie zumindest rein formal unter die Diagnose RDS. Diesem Umstand ist es geschuldet, dass Verstopfung als Ursache von RDS kaum untersucht worden ist.[1]

Vor über zehn Jahren entdeckten Professor John Hunter und Kollegen von der gastroenterologischen Abteilung des Addenbrooke's Hospital in Cambridge/England, dass ein Teil ihrer RDS-Patienten an etwas litten, das sie als *overload and overflow syndrome* bezeichneten – etwa: »Überladungs- und Überlauf-Syndrom«: Infolge von Verstopfung kommt es zu einer Aufstauung von Fäkalien (»Überladung«), die irgendwann eine kritische Schwelle erreicht, was dann zum Durchfall (»Überlauf«) führt. Dieser Überlauf tritt meist in Intervallen von etwa sieben bis vierzehn Tagen auf.

Es zeigte sich, dass diesen Patienten geholfen werden konnte, wenn der Darm mithilfe eines starken Abführmittels einer »Grundreinigung« unterzogen wurde, etwa wie man es vor einer Darmspiegelung macht. Dadurch wurde der Fäkalienstau beseitigt und die Ausscheidung erneut in Gang gesetzt, gerade so, als würde man ein verstopftes Abflussrohr wieder durchgängig machen. Im Anschluss daran wurde ein ballaststoffreiches Leinsamenpräparat zur Nahrungsergänzung gegeben, das im Darm aufquillt und auf diese Weise eine regelmäßige Verdauung fördert. Die Behandlung erwies sich als unglaublich erfolgreich: Bei der Mehrzahl aller Probanden einer klinischen Studie, die seit mindestens sechs Monaten am »Überladungs- und Überlauf-Syndrom« litten, konnten damit sämtliche RDS-Symptome beseitigt werden.[2]

Es ist festzuhalten, dass die von Professor John Hunters Team behandelten Patienten sich selbst der Tatsache nicht bewusst waren, dass sie an Verstopfung litten, da sie an den meisten Tagen Stuhlgang hatten. Doch wie sich herausstellte, waren es Stuhltyp 1 und 2 nach der Bristol-Stuhlformen-Skala, was einen eindeutigeren Hinweis auf eine verzögerte Magen-Darm-Passage und damit Verstopfung liefert als die Stuhlfrequenz. Vergessen wir nicht, dass Stuhlgänge von dreimal täglich bis dreimal wöchentlich als normal gelten, sodass die Häufigkeit der Toilettengänge ein wenig verlässliches Kriterium zur Diagnose einer Verstopfung darstellt.

Aktuelle Forschungen bestätigen die Beobachtung von Professor Hunters Pionierarbeit und belegen, dass die Beseitigung der Verstopfung eine effiziente Möglichkeit zur Behandlung von Verdauungsbeschwerden sein kann. In Studien wurde anhand von bildgebenden Verfahren festgestellt, dass viele Patienten mit RDS-Symptomen an einer »versteckten Verstopfung« litten und in ihrem Dickdarm ein Fäkalienstau vorlag, und zwar unabhängig davon, ob sie täglichen Stuhlgang hatten oder nicht. Eine Überladung des Darms entsteht, wenn sich im Darm ungewöhnlich große Mengen an Fäzes ansammeln, die Druck auf den Darm ausüben und ihn dehnen, was Blähungen, Unbehagen und Schmerzen nach sich zieht.[3] RDS-Betroffene haben in der Regel einen hochgradig sensiblen Darm, und jede Steigerung des Drucks auf die Darmwand bereitet ihnen Probleme. Es wurde darüber hinaus festgestellt, dass bei Patienten mit versteckter Verstopfung eine medikamentöse Behandlung, die die Ausscheidung unterstützt, Symptome deutlich mildern kann und sich damit positiv auf die Lebensqualität auswirkt.[4]

Und es hat sich gezeigt, dass eine Verstopfung tatsächlich Durchfall auslösen kann, was der gängigen Meinung widerspricht, dass man entweder das eine oder das andere hat. In der Tat wird außerhalb der RDS-Forschung chronische Verstopfung und die sich daraus ergebende Überladung des Darms bereits seit Längerem mit Durchfall und Stuhlinkontinenz in Verbindung gebracht, vor allem bei älteren Menschen. Während die laufend neu hinzukommende Fäkalienmasse nämlich die Staustelle passiert, kann sie sich verflüssigen, sodass sie als Durchfall ausgeschieden wird. Verhärteter Stuhl kann den Darm zudem reizen und zu vermehrter Schleimbildung führen, was ebenfalls Durchfall verursacht.[5]

Professor Hunter und sein Team stellten fest, dass sich nicht bei sämtlichen der von ihnen behandelten Patienten verhärteter Stuhl im Darm befand. Sie erklären sich den Zusammenhang zwischen Verstopfung und Durchfall so, dass sich die Fäzes bis zu einer kritischen Schwelle aufstauen, ab der gängige Auslöser wie eine schwere Mahlzeit oder Stress zu einer von heftigen Schmerzen begleiteten, schlagartigen Entleerung in Form von Durchfall führen. Halten wir zusammenfassend fest, dass eine Verstopfung, ob nun aufgrund von verhärtetem Stuhl oder eines Fäkalienstaus, eine große Bandbreite an Verdauungsbeschwerden auslösen kann. Sie kann zudem intervallmäßig auftretende Durchfallattacken auslösen, was erklärt, dass es selbst dann zu Durchfällen kommen kann, wenn die Beschwerden insgesamt auf eine Verstopfung zurückzuführen sind.

Verstopfungsursachen

Viele Jahre lang sah man die Ursache von chronischer Verstopfung in simplen Faktoren der Ernährung und Lebensweise wie einem Mangel an regelmäßiger Bewegung, einem zu niedrigen Ballaststoffanteil in der Nahrung oder einer zu geringen Trinkmenge. Doch wird hier Abhilfe geschaffen, beseitigt das nicht immer das Problem. Die Erhöhung des Ballaststoffanteils in der Nahrung zum Beispiel bringt in nicht einmal 30 Prozent der Fälle Besserung, ja in manchen Fällen kann es dadurch sogar zu einer deutlichen Verschlimmerung von Symptomen wie Blähungen und Schmerzen kommen. Die enttäuschenden Resultate solch gängiger Ratschläge zu Ernährung und Lebensstil deuten darauf hin, dass es andere Ursachen für die Darmträgheit geben muss.[6]

Veränderungen in der bakteriellen Darmflora sind eine mögliche Erklärung dafür, weshalb bei manchen Menschen eine Verstopfung entsteht. Wir wissen, dass die Bakterienbesiedlung des Verdauungstrakts bei RDS deutlich verändert sein kann, etwa in der Form, dass mehr pathogene Keime und weniger erwünschte Bifidobakterien vorhanden sind oder eine Dünndarmfehlbesiedlung vorliegt. Bei einer chronischen Verstopfung bestehen oft ähnliche Probleme, was eine unmittelbare Erklärung für ihre Entstehung liefern könnte. Darmbakterien sind in der Lage, die Kontraktionen der Darmmuskulatur und die Verweildauer der Fäzes im Darm zu beeinflussen. Störungen der bakteriellen Flora können also mit Sicherheit Auslöser für eine Verstopfung sein, weil sie sich unmittelbar auf die Verdauungsfunktion auswirken. Diese Theorie wird dadurch bestätigt, dass manche probiotischen Nahrungsergänzungspräparate eine Verbesserung der Darmpassage bewirken und dadurch zur Linderung der Verstopfung beitragen.[7]

Die Fähigkeit zum normalen Stuhlgang hängt darüber hinaus von der Funktion einer Reihe von willkürlichen Muskeln ab, darunter den Bauch- und Beckenbodenmuskeln und dem analen Schließmuskel. Lassen sich diese nicht richtig entspannen bzw. liegt eine erhöhte Spannung im analen Schließmuskel vor, erschwert dies die Ausscheidung. Viele Fälle von chronischer Verstopfung lassen sich so erklären.[8] Es scheint nicht wirklich überraschend, dass RDS-Patienten oft Probleme im Bereich dieser Muskeln haben. Mediziner sprechen von einer sogenannten Stuhlentleerungs- oder Defäkationsstörung.[9] Die Verstopfung lässt sich dann in der Regel nicht mit Abführmitteln oder einer ballaststoffreichen Ernährung beseitigen, ja, es kann dadurch sogar zu verstärkten Beschwerden kommen. Zum Glück liegt keine Schädigung der Muskeln an sich vor. Diese müssen nur trainiert werden, sodass sie sich wieder richtig zusammenziehen können. Eine Biofeedback-Behandlung kann helfen, sie entsprechend zu programmieren, und hat sich als hoch effiziente Möglichkeit zur Beseitigung von Defäkationsstörungen und Verbesserung der Stuhlgangregelmäßigkeit erwiesen.[10]

Wegen der engen Verbindung zwischen Darm und zentralem Nervensystem – man spricht hier von der sogenannten

Darm-Hirn-Achse (siehe Seite 134) – kann auch chronischer Stress an der Entstehung einer Verstopfung beteiligt sein. Die meisten RDS-Patienten können Stress auf die eine oder andere Weise mit ihren Beschwerden in Zusammenhang bringen, und bei Verstopfungsbeschwerden liegen erwiesenermaßen funktionelle Veränderungen im Nervensystem vor.[11] Es gibt Hinweise darauf, dass ein besseres Stressmanagement durch Body-Mind-Therapien zur Entspannung beiträgt und viele Verdauungsbeschweren lindert, darunter auch Verstopfung.[12]

Nahrungsmittelunverträglichkeiten spielen ebenfalls eine wichtige, doch gemeinhin unterschätzte Rolle. Als Ursache von Verstopfung zieht man sie oft nicht einmal in Betracht. So wurde zum Beispiel in einer Studie festgestellt, dass Frauen mit Verstopfung, denen weder eine ballaststoffreiche Ernährung noch die Anwendung von Abführmitteln Besserung brachte, ihr Problem durch das Identifizieren und Weglassen von problematischen Lebensmitteln in den Griff bekamen.[13] Interessanterweise wurden nicht nur die gängigen Kandidaten wie Weizen, Kuhmilch und Eier als Ursache identifiziert, sondern auch weniger offensichtliche wie Tomaten, Rindfleisch und Blumenkohl. Es könnte also durchaus sein, dass Ihre Beschwerden von Nahrungsmitteln ausgelöst werden, die Sie für gesund halten. Solche Unverträglichkeiten können das Immunsystem aktivieren, Entzündungen auslösen und die normale Funktion der am Weitertransport des Nahrungsbreis beteiligten Muskeln des Verdauungsapparats beeinträchtigen, was den Zusammenhang mit dem Auftreten von Verstopfung erklärt.[14]

Wie Sie sehen, lässt sich mit den üblichen Empfehlungen – mehr Bewegung, mehr Ballaststoffe und mehr trinken – nur ein kleiner Teil des Gesamtbilds abdecken. Eine gesunde, regelmäßige Ausscheidung hängt auch von einer gesunden bakteriellen

Darmflora, dem richtigen Wechselspiel zwischen Entspannung und Anspannung im Bereich der Bauch- und Beckenbodenmuskulatur, Stressmanagement und dem Erkennen etwaiger Nahrungsmittelunverträglichkeiten ab. In vielen Fällen kann es auch notwendig sein, die Verstopfung zunächst durch eine Grundreinigung des Darms mit einem starken Abführmittel zu beseitigen. Wenn dies nicht geschieht, führen Ballaststoffe und normale Abführmittel oft nur zu einer Verschlimmerung des Problems.

Wie können Sie herausfinden, ob Ihre Probleme auf eine Verstopfung zurückzuführen sind?

Bestimmen Sie zunächst anhand der Bristol-Stuhlformen-Skala (siehe Seite 37), ob Sie an einer Verstopfung leiden. Es mag einfach erscheinen, eine Verstopfung zu erkennen, aber viele Menschen leiden darunter, ohne es zu wissen. Das liegt daran, dass man sie gemeinhin mit Erscheinungen wie Pressen, hartem Stuhl, langen Sitzungen auf dem WC, einem Gefühl der unvollständigen Entleerung oder der Tatsache in Verbindung bringt, dass man seit mehreren Tagen keinen Stuhlgang hatte. Diese Symptome können jedoch auch dann auftreten, wenn gar keine Verstopfung vorliegt. Die Bristol-Stuhlformen-Skala ermöglicht eine sehr viel klarere Einordnung. Wenn Ihr Stuhl regelmäßig der Beschreibung des Typs 1 oder 2 entspricht, haben Sie Verstopfung, selbst wenn Sie regelmäßigen Stuhlgang oder gelegentlichen Durchfall haben.

Wie kann Verstopfung behandelt werden?

Es gibt verschiedene Möglichkeiten, die Sie ausprobieren können, um eine chronische Verstopfung zu beseitigen und Ihre Verdauungsbeschwerden auf diese Weise zu lindern, von einer Grundreinigung des Darms über einen Initialstart der Verdauung bis hin zu einer Biofeedback-Therapie. Damit lassen sich sehr wahrscheinlich bessere und lang anhaltendere Ergebnisse erzielen als mit dem Einsatz von Abführmitteln, und die Symptome können damit womöglich sogar ganz zum Verschwinden gebracht werden.

Initialstart des Verdauungssystems
In seinem hervorragenden Buch *Irritable Bowel Solutions: The essential guide to IBS, its causes and treatments* beschreibt Dr. John Hunter ein Verfahren, das er erfolgreich praktiziert, um Verstopfungen vollständig auszuräumen. In seinem Behandlungskonzept ist dies der erste Behandlungsschritt.

Im Prinzip geht es darum, den Darm zunächst mit einem starken Abführmittel einer Grundreinigung zu unterziehen und danach mit Leinsamen, die im Darm aufquellen und so die Darmtätigkeit anregen, eine regelmäßige Verdauung zu fördern. Es werden gemahlene oder gequetschte Leinsamen verwendet, weil diese im Darm nicht zu gären beginnen und somit nicht zur Gasbildung führen. Sie werden darum besonders von RDS-Patienten wesentlich besser als andere Ballaststoffarten vertragen.

Bei dem von Dr. Hunter entwickelten Verfahren kommt ein sehr starkes Abführmittel zum Einsatz, das gelegentlich Nebenwirkungen verursacht. Darum könnte ein schonenderer, natürlicher Ansatz, wie er in einer neueren Forschungsarbeit entwickelt wurde, die bessere Alternative sein. Nehmen Sie einen Neustart Ihres Verdauungssystems mit einer erstaunlich verdauungswirksamen Frucht vor: simplen Kiwis!

Seit Jahren wird in Einzelfallberichten von deren sanft abführender Wirkung berichtet. Dies veranlasste ein Forscherteam der Auckland University of Technology in Neuseeland zu einer Studie an älteren Erwachsenen. Man gab den Probanden über mehrere Wochen hinweg täglich zwei bis drei der Früchte zu essen. Ihr Stuhl gewann dadurch an Volumen und wurde weicher, und die Häufigkeit der Stuhlgänge erhöhte sich.[15]

In einer Reihe nachfolgender Untersuchungen erwies sich der tägliche Verzehr von Kiwis über einen Zeitraum von vier Wochen hinweg auch bei Patienten, die an Verstopfung litten, als vorteilhaft: Die Verstopfung löste sich, die Dauer der Darmpassage verkürzte sich, die Stuhlform (nach der Bristol-Stuhlformen-Skala) verbesserte sich, Blähungen wurden gelindert, das allgemeine Wohlbefinden und die Zufriedenheit stiegen, und der Einsatz von Abführmitteln konnte reduziert werden. Auch RDS-Patienten konnte der Verzehr von Kiwis Linderung bei Verstopfung ebenso wie bei Verdauungssymptomen im Allgemeinen verschaffen.[16-18]

Wie es aussieht, sind Kiwis das Superfood für den gesunden Darm. Der nachweisliche Nutzen zur Unterstützung der Verdauung und Beseitigung von Verstopfung ist wahrscheinlich der Tatsache zu verdanken, dass die Früchte ungewöhnlich große Mengen an Verdauungsenzymen, Präbiotika und eine ganz spezielle Art von sanften Ballaststoffen enthalten, die im Verdauungsprozess aufquellen und dadurch die Darmtätigkeit anregen. In der Tat hat sich in Forschungen gezeigt, dass Kiwis die Eiweißverdauung unterstützen, den Anteil der erwünschten Darmbakterien erhöhen und die Magenentleerung verbessern.[19-21]

Anleitung für einen Initialstart mit Kiwis:
1. Nehmen Sie jeden Morgen zum Frühstück zwei bis drei Kiwis von der grünen, pelzigen Sorte *(Actinidia deliciosa)* zu sich. (Nicht die gelben mit der glatten Haut!) Alternativ können Sie auch ein Nahrungsergänzungspräparat mit dem Enzym Actinidin einnehmen. In diesem Fall liegt die Tagesdosis bei 2,5 bis 5 Gramm. Das funktioniert genauso gut.
2. Trinken Sie nach dem Verzehr der Kiwis zwei große Gläser Wasser (500 ml).
3. Tun Sie dies vier Wochen lang täglich.
4. Führen Sie sich während dieser ersten vier Wochen keine Ballaststoffe in Form von Nahrungsergänzungsmitteln oder Nahrungsmitteln mit Ballaststoffzusätzen zu (z. B. bestimmte Cerealien oder Vollkorn-Mischungen).
5. Durch die Kiwis sollte sich Ihre Verdauung allmählich normalisieren und Ihre Blähungen nachlassen, sodass Sie sich sehr viel besser fühlen werden.
6. Nach den vier Wochen können Sie die Kiwis weglassen und anfangen, stattdessen einen Esslöffel gemahlene Leinsamen zu sich zu nehmen. Streuen Sie sie einfach aufs Müsli oder andere Speisen oder nehmen Sie sie in etwas Wasser eingerührt. Trinken Sie danach zwei große Gläser Wasser.
7. Sie können die Dosis auf bis zu zweimal täglich zwei Esslöffel Leinsamen steigern; vielleicht bleiben Sie aber auch bei einem Esslöffel, denn ein Zuviel könnte Blähungen und Unbehagen auslösen. Vergessen Sie nicht, nach der Einnahme immer zwei Gläser Wasser zu trinken. Sobald Sie die für Sie richtige Dosis gefunden haben, sollten Sie regelmäßigen Stuhlgang haben und frei von Verstopfung sein.
8. Es sollte nicht notwendig sein, die Kur zu wiederholen. Sollten Sie aber merken, dass die Wirkung nachlässt, lassen Sie

die Leinsamen weg, und essen Sie so lange wieder täglich Kiwis, bis sich Ihre Symptome gebessert haben.

Wenn Sie keine Kiwis bekommen, können Sie stattdessen auch Papayas *(Carica papaya)* verwenden. Sie enthalten große Mengen eines verdauungswirksamen Enzyms namens Papain und haben sich in einer Reihe von Studien ebenfalls als wirksam gegen Verstopfung und zur Linderung von Verdauungsbeschwerden erwiesen.[22] Essen Sie statt der Kiwis einfach ca. zwei Tassen frische Papayastücke oder nehmen Sie 20 bis 40 ml Papayapaste (als Nahrungsergänzungsmittel erhältlich).

Nehmen Sie regelmäßig Leinsamen

Leinsamen sind ein beliebtes Mittel gegen Verstopfung, Blähungen und Flatulenz und werden in vielen ärztlichen Empfehlungen zu RDS erwähnt.[23] Studien haben gezeigt, dass ihre kontinuierliche Anwendung die Regelmäßigkeit des Stuhlgangs verbessert. Anders als andere Ballaststoffarten gären Leinsamen nicht im Darm, was Gase produzieren und zu einer Symptomverschlimmerung führen würde.

In einer Studie an RDS-Patienten des Verstopfungstyps (RDS-O) stellte sich nach dreimonatiger Einnahme von gemahlenen Leinsamen eine Besserung der Verstopfung, der Blähungen und des Unbehagens ein, und bei kontinuierlicher Anwendung hielt dieses positive Ergebnis noch Monate später an.[24] Fangen Sie mit zweimal täglich einem gehäuften Teelöffel gemahlenen Leinsamen an und trinken Sie danach ein Glas Wasser. Sie können die Dosis langsam auf zweimal täglich zwei Esslöffel steigern, wenn Sie das Gefühl haben, dass Sie größere Mengen brauchen.

Biofeedback-Therapie

Als außerordentlich effizient hat sich eine Biofeedback-Therapie bei Defäkationsstörungen oder den Formen von Verstopfung erwiesen, bei denen eine mangelnde Muskelentspannung den gesunden Stuhlgang verhindert. Zunächst muss abgeklärt werden, ob bei Ihnen eine Defäkationsstörung vorliegt. Da dies normalerweise mit einer Defäkografie geschieht, sollten Sie sich an Ihren Arzt oder Gastroenterologen wenden. Er wird Ihnen sagen, ob eine solche Untersuchung bei Ihnen sinnvoll ist.

Die Biofeedback-Therapie zielt darauf ab, Ihre Muskeln neu zu trainieren, indem sie ihre Funktion unmittelbar misst und Ihnen dabei optische und/oder akustische Rückmeldung gibt. Mit dieser Therapie werden gute Ergebnisse erzielt. Etwa 67 Prozent der Behandelten berichten von lang anhaltenden Erfolgen.[25]

Behandeln Sie die Grundursache

Chronische Verstopfung kann eine Reihe von möglichen Ursachen haben, die in anderen Kapiteln beschrieben werden, darunter Nahrungsmittelunverträglichkeiten, Zöliakie, Verdauungsschwäche, chronischer psychischer Stress und Dünndarmfehlbesiedlung. Um sie zu beseitigen und langfristig zu einer gesunden Verdauung zu gelangen, sollten Sie hier ansetzen und Abhilfe schaffen, da Sie sonst am Ende womöglich von Abführmitteln abhängig werden, was alles andere als ideal wäre.

Versteckten Nahrungsmittelunverträglichkeiten auf die Spur kommen

Über 60 Prozent der RDS-Patienten berichten, dass sich ihre Symptome nach dem Essen verschlechtern, und bei 93 Prozent stellen sich die Beschwerden innerhalb von drei Stunden nach einer Mahlzeit ein. Besonders gravierend fallen sie nach dem Verzehr von stark kohlenhydrat- und fetthaltigen Speisen, Kaffee, Alkohol und intensiven Gewürzen aus.[1] Weil sich klassische Symptome wie Blähungen, Schmerzen und Durchfall meist zu diesem Zeitpunkt melden, gehen Betroffene oft von Nahrungsmittelunverträglichkeiten als Ursache aus. Es ist jedoch zu bedenken, dass das Essen selbst den gastrointestinalen Trakt stark stimuliert. Die Tatsache, dass sich Symptome nach den Mahlzeiten verschlechtern, reicht also für sich genommen nicht als Indiz dafür aus, dass man ein bestimmtes Nahrungsmittel nicht verträgt.

Bevor wir uns mit der Rolle von Nahrungsmittelunverträglichkeiten befassen, sollten wir uns bewusst machen, dass das Magen-Darm-System bei Menschen mit RDS so gestört ist, dass schon der Vorgang des Essens Symptome auszulösen vermag. Unsere Nahrung beinhaltet eine komplexe Mischung unterschiedlichster Substanzen von Ballast- und Nährstoffen über Fette bis hin zu Tausenden von natürlich vorkommenden chemischen Verbindungen. Es ist also nicht weiter verwunderlich, dass es zu allerhand unvorhersehbaren Problemen kommt, wenn dieser Speisebrei durch einen entzündeten, überempfindlichen Verdauungstrakt geleitet wird. So wurde in Studien festgestellt, dass Schmerzen und Unbehagen von fettreichen Speisen verschlimmert werden, weil ein Übermaß an

Fett die Schmerzempfindlichkeit erhöht. Auch reicht womöglich schon der Verzehr von zu großen Mengen aus, um den Druck auf die Darmwand derart zu erhöhen, dass es zu dehnungsbedingten Gefühlen der Aufgeblähtheit und zu Schmerzen kommt.[2]

An Nahrungsmittelunverträglichkeiten ist darüber hinaus eine psychosomatische Komponente beteiligt, sodass man keine vorschnellen Schlüsse ziehen sollte. Allein der Gedanke, dass ein bestimmtes Nahrungsmittel eine Symptomverschlimmerung verursachen kann, sorgt womöglich dafür, dass es tatsächlich Beschwerden hervorruft. In der Tat reagieren 75 Prozent der Menschen, die über eine Unverträglichkeit klagen, nicht auf das angeblich problematische Lebensmittel, wenn sie es unwissentlich zu sich nehmen.[3] Es wäre also unklug, die Schuld generell bei Nahrungsmitteln zu suchen, da dies zu unnötigen Einschränkungen im Speiseplan führen, die Situation zusätzlich belasten und eine Menge Angst und Stress auslösen kann. Andererseits ist es so, dass bei vielen Menschen, die an RDS leiden, tatsächlich Nahrungsunverträglichkeiten vorliegen und man aus klinischen Studien weiß, dass ein Verzicht auf problematische Lebensmittel zu einer deutlichen Verbesserung, ja manchmal sogar vollständigen Ausheilung der Symptome führen kann. Die am häufigsten auftretenden Auslöser für Nahrungsunverträglichkeiten sind glutenhaltige Getreide sowie Milchprodukte.

Glutenhaltige Getreide

Vollkorngetreide wie Roggen und Weizen mögen gesund erscheinen, bei manchen Menschen aber können sie RDS verursachen. Ein Verzicht auf glutenhaltige Lebensmittel kann hier zu einer vollständigen Genesung führen.

Gluten ist ein Eiweiß, das in Weizen, Gerste und Roggen zu finden ist. Wird es nicht richtig verdaut, kann es bei genetisch entsprechend veranlagten Menschen eine Autoimmunkrankheit – die sogenannte Zöliakie – auslösen. Es handelt sich dabei um eine schwere Form von Nahrungsmittelunverträglichkeit. Bei Betroffenen löst der Verzehr von Gluten eine starke Immunreaktion aus, die die Wände des Dünndarms angreift. Galt Zöliakie früher als ein seltenes, lokal auf den Verdauungstrakt beschränktes Phänomen, weiß man heute, dass die Krankheit relativ weitverbreitet ist und mit einer breiten Palette von scheinbar unzusammenhängenden Symptomen in Zusammenhang steht, die über das Verdauungssystem hinausreichen.[4]

Zu den klassischen Verdauungssymptomen gehören Bauchschmerzen oder Unbehagen im Bauchraum, Verstopfung, Durchfall und Blähungen. Eine nicht erkannte Glutenunverträglichkeit könnte also durchaus den Hintergrund von RDS bilden. Weitere symptomatische Gemeinsamkeiten von beiden sind Ängste, Depressionen und chronische Erschöpfung. Darüber hinaus gibt es viele weitere Beschwerden, die im Zusammenhang mit einer Glutenunverträglichkeit auftreten können: Gewichtsverlust, Kribbeln und/oder Taubheitsgefühle an Händen und Füßen, Migränekopfschmerzen, ein Hautausschlag namens Dermatitis herpetiformis, Autoimmunerkrankungen und Schilddrüsenstörungen.[5] Diese können, müssen aber nicht als Begleiterscheinungen auftreten. Sollte Ihnen eines oder mehrere dieser Symptome vertraut sein, könnte das auf eine Glutenunverträglichkeit als mögliches Grundproblem hinweisen.

Symptome der Zöliakie[6–8]

Altersgruppe	Assoziierte Symptome und Krankheiten
Säuglinge	Durchfall, aufgetriebener Bauch, schwächelnde Entwicklung, Erbrechen, Reizbarkeit, Anorexie und Verstopfung
Kinder	Kleiner Wuchs, Verhaltensauffälligkeiten, Lernschwächen, Hautprobleme und Anämie
Erwachsene	Chronischer unerklärlicher Durchfall, mitunter begleitet von Bauchschmerzen oder Unbehagen im Bauchraum. Verstopfung, Blähungen, Eisenmangel-Anämie, Osteoporose, Gewichtsabnahme, Depressionen oder Ängste, Kribbeln und/oder Taubheitsgefühle an Händen und Füßen, wiederkehrende Migräne, ein Hautausschlag namens Dermatitis herpetiformis, Reizdarmsyndrom, Autoimmunerkrankungen, Schilddrüsenstörungen und chronische Erschöpfung

Zöliakie ist eine weitverbreitete Erkrankung und betrifft etwa einen von hundert Menschen. Bei familiärer Vorbelastung ist die Auftretenswahrscheinlichkeit deutlich erhöht.[9] Eine groß angelegte Meta-Analyse von 14 Studien kam zu dem Schluss, dass RDS-Patienten viermal so häufig von Zöliakie betroffen sind wie der Bevölkerungsdurchschnitt.[10] Angesichts dieser hohen Rate wird mittlerweile bei Verdacht auf RDS routinemäßig ein Bluttest empfohlen, vor allem, wenn Durchfall als Hauptsymptom auftritt.[11] Leider tun sich Ärzte immer noch schwer damit, das Krankheitsbild zu erkennen. Befragungen ergaben, dass selbst dann, wenn sich Betroffene in ärztliche Behandlung begeben, vom ersten Auftreten der Beschwerden bis zur letztendlichen Diagnose in der Regel elf bis zwölf Jahre vergehen. Auch berichten Patienten im Allgemeinen von einer oder mehreren Fehldiagnosen, bevor ihre Zöliakie erkannt wurde.[12] Manche der Befragten stellten bereits vor vielen Jahren fest, dass eine glutenfreie Diät ihre Beschwerden lindert, obwohl Tests auf Zöliakie einen negativen Befund ergaben. Durch Forschungen ist mittlerweile eindeutig belegt, dass man auch ohne Vorliegen einer Zöliakie an einer Glutenunverträglichkeit leiden kann. Selbst mit dem negativen Ergebnis eines Blut- oder anderen Tests kann also nicht ausgeschlossen werden, dass eine sogenannte nicht-zöliakische Glutenüberempfindlichkeit vorliegt.

Auch wenn viele Menschen instinktiv spüren, dass sie überempfindlich auf Gluten reagieren, obwohl sie nicht an Zöliakie leiden, gab es hierzu bis vor Kurzem kaum Studien. Um Licht in die Sache zu bringen, beschloss ein Forscherteam der Monash University in Melbourne/Australien, in einer Studie an RDS-Patienten ohne Zöliakie-Befund der Frage nachzugehen, wie sich eine Ernährung mit bzw. ohne Gluten auf deren Symptome auswirkt. Wie zu erwarten, traten bei der Gruppe, in deren Nahrung Gluten enthalten war, sehr viel stärkere Symptome auf als bei derjenigen, die sich glutenfrei ernährte. Bei Letzterer war eine allgemeine Symptomlinderung insbesondere im Hinblick auf Schmerzen, Blähungen, Stuhlform und Müdigkeit festzustellen.[13] Dies zeigt, dass es sich bei der nicht-zöliakischen Glutenüberempfindlichkeit in der Tat um ein ausgesprochen reales Phänomen handelt, das RDS-Symptome verursachen kann.

Festzuhalten ist, dass die Wissenschaftler keinen biologischen Grund dafür finden konnten, warum die Probanden empfindlich auf Gluten reagieren. Selbst mit einer Testserie auf

Veränderungen im Immun- und gastroenterologischen System konnte nichts Ungewöhnliches festgestellt werden. Dies lässt eine nicht-zöliakische Glutenüberempfindlichkeit zwar rätselhaft erscheinen, aber es heißt letztlich nichts anderes, als dass wir die Zusammenhänge noch nicht verstehen. Und, was noch wichtiger ist, es erklärt, warum sich eine Glutenunverträglichkeit mit entsprechenden Tests nicht immer zuverlässig nachweisen lässt.

Wenn Sie an Zöliakie oder einer Glutenüberempfindlichkeit leiden, kann der Verzicht auf Gluten Ihr Leben verändern. In einer der ersten Studien zur glutenfreien Ernährung wurden 105 Probanden mit RDS auf Zöliakie getestet und auf eine sechsmonatige glutenfreie Diät gesetzt. Bei zwölf der Teilnehmer (11,4 Prozent) wurde eine Zöliakie diagnostiziert und elf von ihnen hielten die Diät durch. Bei diesen wurde ausnahmslos eine deutliche Symptomverbesserung festgestellt. Bei dreien waren die Beschwerden nach den sechs Monaten sogar ganz verschwunden.[14] Seither wurde in sehr viel größeren Untersuchungen nachgewiesen, dass sich eine glutenfreie Ernährung bei den meisten Zöliakie-Patienten, die an Verdauungsstörungen leiden, äußerst vorteilhaft auswirkt, wenn nicht sogar zur völligen Beschwerdefreiheit führt.[15]

Milch und Milchprodukte

Im Zusammenhang mit RDS gehören neben glutenhaltigen Getreideerzeugnissen Milch und Milchprodukte zu den häufigsten Auslösern von Lebensmittelunverträglichkeiten. Dass sie die typischen Beschwerden hervorrufen können, hat im Wesentlichen zwei Gründe: Erstens enthalten sie oftmals Laktose, und eine Laktoseintoleranz kann Verdauungsprobleme verursachen; und zweitens kommen andere Bestandteile wie Fette, Eiweiße oder chemische Zusätze, die im Verdauungsprozess aufgespalten werden, ebenfalls als Auslöser für Beschwerden infrage.

Laktose ist ein natürlich in der Milch vorkommender Zucker, der in der Nahrungsmittelindustrie auch anderen Produkten wie Softdrinks oder Limonaden als Süßungsmittel zugesetzt wird. Problematisch wird die Substanz dann, wenn im Dünndarm eines Menschen nur geringe Mengen des Verdauungsenzyms Laktase vorhanden sind, sodass sie nur ungenügend aufgespalten und verdaut wird. Unverdaute Laktose kann im Verdauungstrakt zu gären beginnen und dabei toxische Nebenprodukte freisetzen, die Beschwerden wie Unbehagen im Bauchraum, Blähungen, Darmwinde und Durchfall verursachen.[16]

Bei der Geburt verfügt jeder Mensch über große Mengen an Laktase, um die Muttermilch verdauen zu können, mit fortschreitendem Alter aber nehmen diese allmählich ab. Sinkt der Wert unter eine bestimmte Schwelle, kann sich eine Laktoseunverträglichkeit ergeben, was bei Bevölkerungsgruppen, die über lange Zeiten hinweg an Milch und Milchprodukte gewöhnt sind, weniger häufig passiert. Nur etwa 2 bis 22 Prozent der Europäer haben eine Laktoseintoleranz, da der Verzehr hier eine lange Tradition hat. Dem entgegen können 60 bis 100 Prozent der asiatisch- oder afrikanisch-stämmigen Menschen, in deren Ernährung Milch erst seit relativ kurzer Zeit eine Rolle spielt, Laktose nur unvollständig verdauen.[17]

Wenn Sie an einer Intoleranz leiden, kann der Verzehr von zu viel Laktose die unterschiedlichsten Symptome hervorrufen, von denen manche insofern überraschend klingen, als sie nicht in unmittelbarem Zusammenhang mit der Verdauung stehen:

> Bauchschmerzen
> Blähbauch und Blähungen
> Magenknurren, -grummeln oder -gurgeln

> Flatulenz
> Durchfall
> Verstopfung
> Übelkeit
> Erbrechen
> Kopfschmerzen und Benommenheit
> Konzentrationsverlust und schwaches Kurzzeitgedächtnis
> langfristige schwere Müdigkeit oder Erschöpfung
> Muskelschmerzen
> Gelenkschmerzen und/oder Schwellungen und Steife
> Allergien (Ekzeme, Jucken, Rhinitis, Sinusitis)
> Geschwüre im Mundraum
> Akne
> Depressionen[18, 19]

Die Symptome variieren beträchtlich von Mensch zu Mensch, und sie können noch Stunden oder gar Tage nach dem Verzehr von Laktose auftreten, sodass es schwierig ist, sie mit dem Milchzucker in Zusammenhang zu bringen. Dennoch besteht generell eine leicht erhöhte Durchfallneigung, sodass bei Durchfall als RDS-Hauptsymptom die Möglichkeit einer Laktoseintoleranz auf jeden Fall in Betracht gezogen werden sollte.[20]

Dass viele Menschen ihre Symptome nicht mit Laktose oder Milch in Verbindung bringen, kann mehrere Gründe haben: Wer eine Laktoseintoleranz hat, kann bei einer Mahlzeit problemlos bis zu 6 Gramm des Milchzuckers (entspricht ca. einem Viertel Glas Milch) zu sich nehmen, ohne Beschwerden zu bekommen.[21] Kleine Mengen werden also im Allgemeinen gut vertragen. Erst wenn mehr verzehrt wird, kommt es zu Problemen. Manche Milchprodukte wie zum Beispiel Naturjoghurt oder Hartkäse enthalten zudem nur sehr wenig oder gar keine Laktose.

Die Symptome können auch mit einer Verzögerung von bis zu einer Woche nach dem Verzehr auftreten, sodass es schwierig wird, den Zusammenhang herzustellen. Außerdem ist Laktose in vielen gängigen Lebensmitteln enthalten, in denen man es nicht erwarten würde, etwa in Fleischfertiggerichten, Brot, Softdrinks und Bier. Oft wird es in der Zutatenliste auf der Verpackung nicht einmal aufgeführt, sodass Beschwerden durchaus auch dann auftreten können, selbst wenn Sie bewusst einen Bogen um Milch und Milchprodukte machen.[22]

Es ist mit Sicherheit davon auszugehen, dass in manchen Fällen eine unerkannte Laktoseintoleranz Verdauungsstörungen verursacht und durch einen Verzicht auf den Milchzucker sämtliche Probleme verschwinden.

In einer Studie an 230 Probanden mit Verdacht auf RDS wurde relativ häufig eine mangelnde Laktoseverdauung diagnostiziert: 157 Teilnehmer litten daran (= 68,2 Prozent). 110 von ihnen wurden daraufhin auf eine laktosefreie Ernährung umgestellt. Bei 43,6 Prozent der Probanden, die sich an die Diätempfehlungen hielten, verschwanden die Symptome ganz. Bei manchen konnte nur eine moderate Linderung erzielt werden, und bei einigen wenigen tat sich überhaupt nichts.[23]

In einer weiteren Studie an 70 RDS-Patienten wurde bei 24,3 Prozent eine Laktoseintoleranz diagnostiziert und eine Umstellung auf eine laktosefreie Ernährung vorgenommen. Nach fünf Jahren bestellte man die Probanden zur Nachuntersuchung ein. Von denjenigen, die sich an die Diät gehalten hatten, waren 87,5 Prozent beschwerdefrei, und die Häufigkeit der Arztbesuche war in dieser Gruppe insgesamt um 75 Prozent zurückgegangen.[24]

Auch abgesehen von einer Laktoseintoleranz können Milch und Milchprodukte Probleme bereiten, da sie allergische Reaktionen oder Überempfindlichkeiten auslösen können. Zwar treten echte Lebensmittelallergien auf Milchprodukte bei Erwachsenen nur sehr selten auf, doch es kann möglicherweise zu einer sogenannten verzögerten Überempfindlichkeitsreaktion kommen. Diese lässt sich mit klassischen Allergietests nicht diagnostizieren und kann sich tückischerweise innerhalb einer Zeitspanne von nur einer Stunde bis zu sieben Tagen einstellen, was die Bezeichnung erklärt. Wie bei der Laktoseintoleranz zählen auch hier Magen-Darm-Probleme wie Übelkeit, Blähungen, Unbehagen und Durchfall zu den gängigen Symptomen.[25]

Als Auslöser für eine verzögerte Überempfindlichkeitsreaktion kommt eine ganze Reihe von Substanzen infrage, wobei an erster Stelle die Milchproteine (etwa Kasein) zu nennen sind. In manchen Fällen wäre es also das Beste, auf Milch und Milchprodukte ganz zu verzichten.

Andere problematische Nahrungsmittel

Auch Unverträglichkeiten gegenüber verschiedenen anderen Nahrungsmitteln können Verdauungsprobleme verursachen. Diese zu identifizieren kann schwierig und zeitraubend sein, aber letztlich lohnt sich die Mühe. Um ihnen auf die Spur zu kommen, haben sich in der Praxis zwei Möglichkeiten relativ gut bewährt: Erstens eine Ausschlussdiät, bei der nach einer ersten Phase, in der nur Nahrungsmittel verzehrt werden, die aller Wahrscheinlichkeit nach keine Probleme verursachen, im Abstand von jeweils vier Tagen die verdächtigen Kandidaten einer nach dem anderen wieder in den Speiseplan aufgenommen werden, um zu sehen, wie man darauf reagiert. Und zweitens ein Test auf bestimmte Immunmarker – das sogenannte Immunoglobulin G (IgG). Sind diese Werte für ein bestimmtes Nahrungsmittel erhöht, könnte dies den Hinweis auf eine Unverträglichkeit mit entsprechenden Beschwerden liefern. Parallel mit beiden Methoden zu arbeiten, um problematische Nahrungsmittel zu identifizieren und aus der Ernährung zu eliminieren, hat sich als ausgesprochen hilfreich erwiesen.

Mehrere Studien zur Bewertung der Effizienz der Ausschlussdiät bei RDS-Patienten ergaben in 5 bis 71 Prozent der Fälle positive Ergebnisse. Am häufigsten haben sich Milch, Weizen, Kaffee und Eier als problematisch erwiesen; aber auch Tee, Nüsse, Erbsen, Zitrusfrüchte, Hefe, Zwiebeln, Butter, Schokolade und Käse werden genannt.[26] Leider liegen diese Studien alle über zwanzig Jahre zurück, und es bestehen Zweifel an ihrer Methodik und Genauigkeit. Die stark variierenden Erfolgsquoten der Ausschlussdiät werfen sicherlich Fragen im Hinblick auf ihre Zuverlässigkeit auf. Dennoch handelt es sich wohl um die Methode, mit der etwaige Unverträglichkeiten am exaktesten identifiziert werden können, sodass sie Ihnen beim Aufspüren der Ursachen für Ihre Beschwerden gute Dienste leisten kann. Da sie mit einer sehr begrenzten Speisenauswahl arbeitet, sollte sie unter Aufsicht eines professionellen Ernährungsberaters durchgeführt werden.

Über den Einsatz von IgG-Tests gibt es neuerdings einige vielversprechende Berichte, und problematischen Nahrungsmitteln lässt sich damit sicher auf weniger mühsame und deutlich schnellere Weise auf die Spur kommen. In einer ersten Studie zur Überprüfung des möglichen Nutzens einer auf IgG-Tests basierenden Ausschlussdiät zeigte sich nach zwölf Wochen eine signifikante klinische Besserung der Verdauungsbeschwerden bei RDS-Patienten.[27]

In einer zweiten Studie erwiesen sich Milch, Eier, Weizen, Rind-, Schweine- und Lammfleisch als häufigste Auslöser von Unverträglichkeitsreaktionen bei RDS-Patienten. Nach dem Weglassen dieser und anderer spezifischer Lebensmittel stellte sich nach drei Monaten eine signifikante Besserung von Schmerzen, Blähungen, Stuhlgewohnheiten und allgemeinem Wohlbefinden ein, und diese positiven Ergebnisse waren auch nach drei Monaten noch nachweisbar.[28]

Über ähnliche Erfolge wurde in einer einjährigen Studie an Probanden berichtet, bei denen eine ärztliche Behandlung nichts gebracht hatte. Durch Ausschluss der problematischen Nahrungsmittel verringerten sich Schmerzen und Durchfall, und die Lebensqualität verbesserte sich.[29] Bei einer Nachfolgeuntersuchung im darauffolgenden Jahr hielten sich die meisten Probanden weiterhin an die speziell auf sie zugeschnittene Diät und berichteten von deren positiven Wirkungen. Da man ihnen jedoch parallel dazu ein probiotisches Nahrungsergänzungsmittel verordnet hatte, könnte dies die Ergebnisse beeinflusst haben.

In der größten und aktuellsten Studie an RDS-Patienten des Durchfalltyps (RDS-D) wurde festgestellt, dass deren IgG-Spiegel nach dem Verzehr bestimmter Lebensmittel in der Regel deutlich höher war als bei beschwerdefreien Probanden. Von den ursprünglich 77 getesteten Personen stellte man bei 35 eine Nahrungsmittelintoleranz fest. Nachdem die problematische Substanz vom Speiseplan gestrichen wurde, zeigte sich bei der vier Wochen später stattfindenden Folgeuntersuchung wie zu erwarten eine allgemeine Besserung der Symptome, und auch nach weiteren sechs Wochen waren die Beschwerden der Probanden geringer.[30]

Diese Studien zeigen, dass bei manchen RDS-Patienten Nahrungsmittelunverträglichkeiten eine wichtige Rolle spielen. Die Problemauslöser aufzuspüren mag zwar kniffelig und zeitraubend sein, doch wenn man bedenkt, welche starken Beschwerden sie auslösen können, lohnt sich der Aufwand allemal.

Stecken Nahrungsmittelunverträglichkeiten hinter Ihren Symptomen?

Nicht alle Nahrungsmittel sind für jeden Menschen problematisch, und obwohl Unverträglichkeiten für den einen oder anderen womöglich gar kein Thema sind, ist es doch ratsam, sie als mögliche Symptomursache in Betracht zu ziehen. Um festzustellen, ob Sie persönlich davon betroffen sind, empfehlen sich folgende Schritte:

1. **Ausschlussdiät:** Eine der besten Möglichkeiten, um herauszufinden, ob Ihnen bestimmte Nahrungsmittel Probleme bereiten, bietet eine Ausschlussdiät. Dabei werden lediglich für einen Zeitraum von vier Wochen sämtliche potenziellen Auslöser vom Speiseplan gestrichen und dann einer nach dem anderen allmählich wieder eingeführt, um zu sehen, ob sie Beschwerden verursachen. Diese Methode ist oft genauer als Bluttests und hat sich im Hinblick auf eine Linderung von Beschwerden als ausgesprochen hilfreich erwiesen.

Eine einfache, leicht zu befolgende Anleitung hierzu finden Sie im 5-Schritte-Plan in Teil 3 dieses Buchs (siehe Seite 156). Möchten Sie eine komplexere Form der Diät ausprobieren, wenden Sie sich am besten an einen professionellen Ernährungsberater.

2. **Test auf Zöliakie:** Wenn Sie an Verdauungsbeschwerden leiden, sollten Sie sich unbedingt auf Zöliakie testen lassen. Meist wird hierzu zunächst ein Bluttest (auf IgA Anti-Transglutaminase-Antikörper) vorgenommen, der beinahe zu 100 Prozent genau ist. Die Diagnose wird anschließend mithilfe einer eingehenderen Untersuchung des Verdauungssystems (obere gastrointestinale Endoskopie) und einer Gewebeprobe aus der Darmwand (duodenale Biopsie) überprüft, obwohl dies unter

Umständen gar nicht nötig ist, wenn Sie offensichtlich klinische Symptome haben und Ihr Bluttest positiv ausfällt. Eine nichtzöliakische Glutenüberempfindlichkeit lässt sich nur mithilfe einer Ausschlussdiät feststellen, wie sie im 5-Schritte-Plan (siehe Seite 182) beschrieben ist.[31] Es kann also gut möglich sein, dass Ihnen eine glutenfreie Ernährung guttut, obwohl Sie negativ auf Zöliakie getestet wurden.

3. Test auf Laktoseintoleranz: Der am häufigsten eingesetzte und zuverlässigste Test auf Vorliegen einer Laktoseintoleranz ist der Wasserstoffatemtest. Dabei müssen Sie 50 Gramm Laktose zu sich nehmen (entspricht etwa einem Liter Milch) und anschließend über drei Stunden hinweg wiederholt den Wasserstoffgehalt Ihres Atems messen. Der Test ist nicht absolut zuverlässig, da sich in etwa 20 Prozent der Fälle bei einer Laktoseintoleranz keine erhöhten Wasserstoffwerte im Atem zeigen. Im Hinblick darauf empfiehlt sich zur Diagnostik die im 5-Schritte-Plan beschriebene Ausschlussdiät (siehe Seite 182).

4. Test auf diverse Nahrungsmittelunverträglichkeiten: Um festzustellen, ob Ihnen andere Nahrungsmittel Probleme bereiten, können Sie einen Bluttest auf Immunoglobulin G (IgG) vornehmen lassen. Dabei wird geprüft, ob der Wert bei irgendeinem der gängigen Nahrungsmittel erhöht ist. Dies würde auf eine Überempfindlichkeit als Auslöser für Ihre Beschwerden hindeuten. In IgG-Tests werden die Werte einer breiten Palette an potenziell problematischen Nahrungsmitteln gemessen (teilweise bis zu 80 in einem einzigen Test). Der Test ist zwar umstritten und etwas teuer, hat sich aber beim Aufspüren und Eliminieren von potenziellen Auslösern bei manchen Betroffenen als ausgesprochen hilfreich erwiesen.

Mit problematischen Lebensmitteln umgehen

1. **Befolgen Sie den 5-Schritte-Plan:** Der 5-Schritte-Plan enthält eine Anleitung für eine Ausschlussdiät (Seite 182), mit deren Hilfe Sie feststellen können, ob es unter den gängigen Auslösern für Unverträglichkeitsreaktionen womöglich welche gibt, die für Ihre Beschwerden mitverantwortlich sind. Sie bietet eine einfache und effiziente Möglichkeit zur Linderung von Beschwerden, falls Nahrungsmittelunverträglichkeiten für Sie ein Thema sind.

2. **Ernähren Sie sich glutenfrei:** Die einzige Behandlungsmöglichkeit bei Zöliakie oder Glutenüberempfindlichkeit besteht in einem lebenslangen Verzicht auf Gluten. Vor einer solchen Ernährungsumstellung empfiehlt es sich, einen professionellen Ernährungsberater zu konsultieren und sich von ihm erklären zu lassen, wie Sie sich ohne Gluten ausgewogen und gesund ernähren können. Auch gemeinnützige Zöliakie-Verbände sind eine ausgezeichnete Informationsquelle. Auf Gluten zu verzichten stellt anfangs eine ziemliche Herausforderung dar, aber es wird mit der Zeit leichter und irgendwann zur Alltäglichkeit.

3. **Ernähren Sie sich laktosefrei:** Wer an einer Laktoseintoleranz leidet, kann trotzdem Milch- und Milchprodukte zu sich nehmen, die wenig Laktose enthalten oder laktosefrei sind. Hartkäse und Naturjoghurt zum Beispiel werden aufgrund ihres geringen Laktosegehalts meist gut vertragen, und laktosefreie Milch und Milchalternativen sind ebenfalls erhältlich.

Im Allgemeinen werden trotz Laktoseintoleranz bis zu 6 Gramm des Milchzuckers pro Mahlzeit vertragen, ohne dass es zu Beschwerden kommt. Dennoch ist es ratsam, mit den Mengen zu experimentieren, um herauszufinden, wo bei Ihnen persönlich die Grenze liegt.

4. Einen Ernährungsberater konsultieren: Bei jeder Art von Ernährung, in der auf bestimmte Dinge verzichtet wird, ob auf glutenhaltiges Getreide, Laktose in Milch und Milchprodukten oder andere Nahrungsmittel, die sich im IgG-Test als problematisch erwiesen haben, empfiehlt es sich, den Rat eines professionellen Ernährungsberaters einzuholen und gemeinsam zu schauen, wie eine solche Umstellung langfristig funktionieren kann. Das macht das Ganze nicht nur deutlich leichter, sondern stellt auch sicher, dass Sie keine Lebensmittel von Ihrem Speiseplan streichen, ohne einen geeigneten Ersatz zum Ausgleich etwaiger Nährstofflücken mit einzubeziehen.

Die Bakterien auf eine kohlenhydratarme Diät setzen

Wir sind derart an kohlenhydratreiche Speisen und Getränke wie Pasta, Pizza, Kekse und Plätzchen, Kuchen, Brot, Cerealien und andere Getreideprodukte, Softdrinks, Fruchtsaft und gesüßte Milchprodukte gewöhnt, dass sie für viele Menschen als normale Alltagskost zum Leben dazugehören. Dabei handelt es sich um relativ neue Errungenschaften, die negative Folgen für die Verdauung haben können. In der Tat könnte der tägliche Verzehr von kohlenhydratreichen Nahrungsmitteln – zum Beispiel in Form von Cerealien, Milch und Fruchtsaft zum Frühstück, einem Sandwich zum Mittagessen und Pasta zum Abendessen – das Schlimmste sein, was man sich antun kann, wenn man an Verdauungsproblemen leidet.

Bevor wir uns mit der Rolle von Kohlenhydraten bei der Entstehung von Verdauungsbeschwerden befassen, sollten wir uns vor Augen führen, dass der Mensch vor 7000 bis 10 000 Jahren, was in erdgeschichtlichen Begriffen ein relativ kurzer

Zeitraum ist, keine der oben genannten Speisen verzehrte. Vor der landwirtschaftlichen Revolution bestand unsere Ernährung weitgehend aus magerem Fleisch, Wildfrüchten und Gemüse, die einen sehr geringen natürlichen Zuckeranteil haben. So sah der Speiseplan im überwiegenden Teil der Menschheitsgeschichte aus, bis sich mit der Entwicklung landwirtschaftlicher Methoden Getreide- und Milchprodukte sowie speziell auf einen hohen Zuckergehalt gezüchtete Obstsorten den Weg in unsere Ernährung bahnten. Und während man früher Obst in aller Regel nur während der Reifesaison aß, ist es jetzt ganzjährig verfügbar. In der jüngeren Vergangenheit kamen zudem stark mit Raffinadezucker versetzte Nahrungsmittel und Getränke in allen Formen und Größen hinzu. Das Ergebnis ist eine kohlenhydratreiche Ernährung, die mit chronischen Erkrankungen wie Diabetes, Fettleibigkeit und, wie sich gezeigt hat, auch Verdauungsproblemen in Zusammenhang steht.

Rein technisch betrachtet, handelt es sich bei Kohlenhydraten um Zucker, Stärken und Ballaststoffe, die in Obst, Gemüse, Getreide und Hülsenfrüchten enthalten sind. Industriell hergestellte Nahrungsmittel werden zudem mit einer Vielzahl von Kohlenhydraten versetzt, wobei am häufigsten Fruktose, eine raffinierte Zuckerart, zum Einsatz kommt. Es gibt Hinweise darauf, dass unser Verdauungssystem schlichtweg nicht darauf ausgelegt ist, mit der modernen kohlenhydratreichen Ernährung umzugehen. So ließ man in einem Experiment gesunde Probanden (also Menschen, die nicht einmal an RDS litten) in einem Getränk die gleiche Menge an Fruktose zu sich nehmen, wie sie in der typischen heutigen Ernährung täglich konsumiert wird. Über 50 Prozent klagten anschließend über Blähungen, Bauchschmerzen und Durchfall – allesamt klassische Reizdarm-Symptome.[1] Es liegt also auf der Hand, dass bei manchen

Menschen eine kohlenhydratreiche Kost allein ausreicht, um Beschwerden zu verursachen.

In einer Pionierstudie aus dem Jahr 1931 zu einem Beschwerdebild, das man damals als »Kohlenhydratdyspepsie« bezeichnete, wurde bei manchen Probanden eine Unverträglichkeit gegenüber Kohlenhydraten festgestellt, die sich in Blähungen, Schmerzen, Unbehagen und intervallweise auftreten dem Durchfall äußerte. Die Forscher fanden in einer Serie von Experimenten heraus, dass die Darmbakterien in diesen Fällen beim Verzehr von kohlenhydratreicher Kost eine übermäßige Fermentation und Gasbildung verursachten. Das Interessanteste ist wohl, dass es ihnen gelang, die Kohlenhydratdyspepsie mit einer kohlenhydratarmen Diät und der Gabe eines Verdauungsenzympräparats in den Griff zu bekommen.[2] Diese bemerkenswerte Arbeit ist leider in Vergessenheit geraten, und erst jetzt, Jahrzehnte später, rückt die Kohlenhydratunverträglichkeit erneut in den Fokus.

Fruktose

Bei Menschen, die Schwierigkeiten mit ihrer Verdauung haben, scheint insbesondere eine Zuckerart Probleme zu bereiten: Fruktose. Vor über 30 Jahren kam erstmals die Theorie auf, dass diese an Beschwerden wie Blähungen, Aufgeblähtheit, Durchfall und Bauchschmerzen beteiligt sein könnte.[3] In der Tat wurde in mehreren Studien aus jener Zeit festgestellt, dass eine Reduktion der täglichen Zufuhrmenge die Symptome sehr effizient zu beseitigen vermochte.[4, 5]

In den letzten Jahrhunderten ist mit dem Verzehr von Zucker insgesamt auch der Konsum von Fruktose dramatisch angestiegen. Der Verzehr liegt heute um 50-mal höher als vor 200 Jahren.[6] Und weil stark fruktosehaltiger Maissirup als

Nahrungsmittelzusatz gegenüber Rohrzucker zunehmend an Boden gewinnt, nimmt der Konsum weiter zu.[7] Während Softdrinks im Allgemeinen als Hauptlieferant von Fruktose in der Nahrung beschuldigt werden, sind diese nur eine unter vielen Quellen. Backwaren (z.b. Brot, Frühstückscerealien und süßes Gebäck), Obst, Obstsäfte und Fruchtprodukte enthalten allesamt große Mengen an natürlicher bzw. künstlich zugesetzter Fruktose.[8]

Das Problematische an Fruktose liegt in der Art und Weise, wie diese im Verdauungssystem resorbiert wird. Nach dem Verzehr kann sie auf zwei verschiedene Weisen in den Körper gelangen: langsam oder schnell. Die langsame Aufnahme ist ein spezifisches Merkmal von Fruktose und geschieht entlang des gesamten Darms. Für die schnelle Aufnahme wird eine weitere Zuckerform – Glukose – benötigt, und sie funktioniert wesentlich effizienter. Ist also Glukose nicht in ausreichender Menge vorhanden, kann »freie« Fruktose nicht richtig resorbiert werden, und genau hier fangen die Probleme an. Bleibt zu viel freie Fruktose im Darm hängen, wird sie von den Bakterien fermentiert, was zu Gasbildung, Aufgeblähtheit und Schmerzen führen kann oder Wasser anzieht und so Durchfall und Krämpfe auslöst.

Eine Fruktoseintoleranz kommt ausgesprochen häufig vor; so häufig, dass sie beinahe als normal anzusehen ist. Etwa 50 Prozent der Bevölkerung sind nicht in der Lage, eine Testdosis von 25 Gramm Fruktose vollständig zu verdauen, und diese Menge reicht aus, um Beschwerden im Magen-Darm-Trakt zu verursachen und völlig gesunden – also nicht einmal von RDS betroffenen – Menschen Probleme zu bereiten.[9] Es ist zwar eher unwahrscheinlich, dass jemand 25 Gramm freie Fruktose auf einen Schlag zu sich nimmt, doch bei einem Durchschnittskonsum im Bereich von 11 bis 54 Gramm pro Tag kann es durchaus sein, dass es im Rahmen einer üblichen Ernährung zu einer Unverträglichkeitsreaktion kommt.[10]

Obwohl eine Fruktoseintoleranz normal ist und viele Betroffene nicht an einem Reizdarm leiden, kann die Unverträglichkeit beim Vorliegen von RDS plötzlich zum massiven Problem werden. Eine Reduzierung der Zufuhrmengen könnte in diesem Fall tatsächlich helfen, die Symptome in den Griff zu bekommen. Menschen mit gesundem Darm können womöglich Fruktose zu sich nehmen, ohne Beschwerden zu bekommen. RDS-Patienten mit hochempfindlichem Darm hingegen, die ohnehin zu exzessiver Gasbildung und Aufgeblähtheit neigen, könnte der Konsum bei vorliegender Intoleranz massive Probleme bescheren. Sich auf eine Unverträglichkeit testen zu lassen und bei positivem Befund den Anteil an stark fruktosehaltigen Nahrungsmitteln in der Ernährung zu senken, hat sich bei manchen Menschen als sehr wirksame Möglichkeit zur Linderung von Symptomen bewährt.

Weniger Nahrungsmittel mit hohem Fruktoseanteil zu sich zu nehmen ist die Standardmethode zum Umgang mit einer Fruktoseintoleranz. Ein hoher Anteil an reiner Fruktose ist zum Beispiel in gesüßten Cerealien und anderen Getreideprodukten, Fertiggerichten und Sport- oder Energydrinks enthalten. Auch Nahrungsmittel, die mit Agavendicksaft gesüßt sind, der überwiegend aus Fruktose besteht, sind problematisch. Betroffen sind also auch eine Reihe von Naturkostprodukten und angeblich gesunden Getränken, denen dieser als »natürliches« Süßungsmittel zugesetzt ist, obwohl fraglich ist, was an industriell produziertem Zuckersirup so besonders natürlich sein soll. Fruktose ist auch reichlich in Äpfeln, Birnen, Fruchtsaftkonzentraten und Getränken enthalten, die mit stark fruktosehaltigem Maissirup gesüßt sind.

Nahrungsmittel, die Glukose und Fruktose in ausgewogenem Verhältnis enthalten – etwa Bananen oder Ahornsirup – werden gut vertragen, sodass nicht komplett auf Fruktose verzichtet werden muss.[11] Sorbitol, ein unverdaulicher Zucker, der in großen Mengen in Birnen, Äpfeln und Pflaumen enthalten ist, verhindert die Resorption von Fruktose im Darm und kann eine bestehende Fruktoseintoleranz darum verschlimmern.[12]

Neben einer Fruktoseunverträglichkeit kann auch eine Reihe anderer Kohlenhydrate, darunter Laktose und bestimmte Ballaststoffe, Verdauungsbeschwerden verursachen. Das Thema ist also komplexer und reicht über diese eine Substanz hinaus. Bevor wir uns näher mit diesen Zusammenhängen befassen, schauen wir uns zunächst einmal die Ballaststoffe an.

Ballaststoffe

In den ersten Studien, die sich mit der Rolle von Kohlenhydraten im Verdauungsprozess auseinandersetzten, standen meist die Ballaststoffe im Vordergrund. Ausgehend von der Beobachtung, dass es zu einer Zunahme von Verdauungskrankheiten kam, wo und wann immer im Zuge des gesellschaftlichen Wandels die traditionelle, natürliche, ballaststoffreiche Ernährung von der modernen, industriell verarbeiteten, ballaststoffarmen Kost abgelöst wurde, machte man den geringeren Ballaststoffanteil als Schuldigen aus, da der Faseranteil der Nahrung ja bekanntermaßen eine wichtige Rolle für eine gesunde Verdauung spielt.[13]

Bei Tests mit stark ballaststoffhaltiger Ernährung und Ballaststoffsupplementen bei RDS stellte sich jedoch heraus, dass der Leitsatz »mehr Ballaststoffe für einen gesunden Darm« sich nicht halten ließ: Eine Erhöhung des Anteils brachte kaum Besserung und trug in manchen Fällen sogar zur Verschlimmerung der Symptome bei. In einer Meta-Analyse von insgesamt

17 solcher Studien zeigte sich, dass Ballaststoffsupplemente im Allgemeinen keinen besonderen Nutzen hatten und manchmal noch zur Verstärkung der Beschwerden beitrugen.[14]

Interessanterweise wurde in frühen Untersuchungen zur Rolle von Nahrungsunverträglichkeiten bei RDS entdeckt, dass gerade Getreidesorten mit hohem Ballaststoffanteil wie Weizen und Roggen oft am problematischsten sind. Zwiebeln, die ebenfalls einen außerordentlich hohen Anteil an unverdaulichen Faserstoffen haben, bereiten RDS-Patienten ebenfalls häufig Probleme.[15] Durch den Verzicht auf solche Lebensmittel konnten die Symptome in der Regel deutlich gelindert werden, doch man verstand damals noch nicht genau, warum.

Professor John Hunter und sein Team von der Universität Cambridge brachten Licht in die Angelegenheit. Denn sie fanden heraus, dass die Ballaststoffe selbst womöglich gar nicht das Problem waren, sondern vielmehr die Art und Weise, wie diese von den Darmbakterien vergoren werden. Die Forscher wiesen nach, dass im Darm von RDS-Patienten nach dem Verzehr von Ballaststoffen deutlich mehr Gas produziert wird. Auch stellten sie fest, dass sich die Fermentation und Gasbildung mit einer Antibiotikabehandlung reduzieren ließ, durch die die Darmbakterien abgetötet wurden.[16] Diese bemerkenswerte Arbeit legt den Schluss nahe, dass eher die von unerwünschten Darmkeimen verursachte Fermentation als die Ballaststoffe für die Beschwerden verantwortlich sein könnte.[17] Es erwies sich außerdem, dass nicht nur Ballaststoffe, sondern auch andere Kohlenhydrate eine Rolle spielen könnten. Vor etwa 15 Jahren entdeckte eine Forschungsgruppe, dass sich bei RDS mit einer Diät, die einen geringen Gehalt an spezifischen Zuckerarten – Laktose, Fruktose oder Sorbitol – aufweist, hervorragende Behandlungsergebnisse erzielen ließen.[18] Eine spätere Untersuchung kam zu dem Schluss, dass sich RDS-

Beschwerden bei Probanden, die eine der gängigen kohlenhydratreduzierten Gewichtsreduktionsdiäten durchführten, innerhalb von nur vier Wochen drastisch besserten.[19] Die fortschrittlichsten Forschungen zum Thema kohlenhydratarme Ernährung und RDS kommen jedoch von einem Team von Spezialisten von der Monash University in Melbourne/Australien, die die sogenannte Low-FODMAP-Diät entwickelt haben.

Die Low-FODMAP-Diät

In umfangreichen Forschungen wurde ein neuer, hoch effizienter diätetischer Ansatz zur Behandlung von RDS entwickelt. Die sogenannte Low-FODMAP-Diät zielt auf die Meidung spezifischer Arten von schlecht verdaulichen Kohlenhydraten ab. Genauer gesagt wird auf Nahrungsmittel mit einem hohen Anteil an Kohlenhydraten verzichtet, die aufgrund mangelnder Resorption im Darm zu gären beginnen (speziell die Zuckerarten Fruktose und Laktose, eine Ballaststoffklasse namens Oligosaccharide und die sogenannten Polyole, eine Gruppe von Zuckerverbindungen). Im klinischen Versuch hat sich diese Diät als bemerkenswert erfolgreich erwiesen.[20] In einer Vergleichsstudie zwischen dem Low-FODMAP-Ansatz und den vom UK National Institute for Health and Clinical Excellence (NICE) herausgegebenen Standarddiätempfehlungen für RDS-Patienten erwies sich Erstere als deutlich bessere Alternative, was die Linderung von Beschwerden wie Schmerzen, Aufgeblähtheit und Flatulenz anbelangt.[21]

Die Low-FODMAP-Diät sieht also einen Verzicht auf Kohlenhydrate vor, die von Darmbakterien leicht fermentiert werden und dementsprechend zu Gasbildung und Aufgeblähtheit führen. Diese können auch den Wassergehalt im Darm erhöhen, was den Bauch zusätzlich anschwellen lässt und Durchfälle verursacht.[22] Nach Aussage der beiden Pioniere dieses Ansatzes, Dr. Sue Shepherd und Dr. Peter Gibson, steigt der Gehalt an FODMAP in der modernen Ernährung aufgrund eines übermäßigen Konsums von Raffinadezucker, Diät- und fettreduzierten Nahrungsmitteln sowie Weizenprodukten laufend an, worin die beiden eine der Ursachen für den in den letzten Jahren zu beobachtenden Anstieg an Verdauungsstörungen sehen.[23]

Die Abkürzung FODMAP ergibt sich aus den wissenschaftlichen Bezeichnungen der Kohlenhydratarten, die in der Diät zu meiden sind (*fermentierbare Oligo-, Di- und Monosaccharide sowie Polyole*). In der Praxis bedeutet dies im Wesentlichen einen Verzicht auf freie Fruktose (aus Obst und Süßungsmitteln), Laktose (aus Milch und Milchprodukten), Oligosaccharide (aus Gemüse und Getreideprodukten) und Polyole (aus Obst, Gemüse und Süßungsmitteln). Nahrungsmittel mit hohem FODMAP-Gehalt werden durch solche mit geringem FODMAP-Gehalt ersetzt.

Beispiele für Nahrungsmittel mit hohem und geringem FODMAP-Gehalt

Nahrungsmittel	hoher Gehalt	niedriger Gehalt
Obst	Äpfel, Kirschen, Mangos, Pfirsiche, Birnen, Pflaumen, Backpflaumen, Wassermelone	Bananen, Beeren, Grapefruit, Trauben, Kiwis, Zitrusfrüchte, Passionsfrüchte, Papayas, Cantaloupe-Melone
Gemüse	Artischocken, Spargel, Rote Bete, Rosenkohl, Brokkoli, Kohl, Chicorée, Fenchel, Knoblauch, Lauch, Zwiebeln	Karotten, Sellerie, Paprika, Mais, Auberginen, grüne Bohnen, Pastinaken, Kürbis, Tomaten

Nahrungsmittel	hoher Gehalt	niedriger Gehalt
Getreide und Getreideprodukte	Weizen, Roggen	glutenfreie Produkte, Kleie
Hülsenfrüchte	Bohnen, Linsen, Kichererbsen	
Milch und Milchprodukte	Milch, Speiseeis, Weichkäse	laktosefreie Produkte, Hartkäse, Butter
Süßungsmittel	Fruktose, stark fruktosehaltiger Maissirup, Honig, Süßstoffe, deren Bezeichnung auf »-ol« endet (z. B. Maltitol, Xylitol, Sorbitol)	Ahornsirup, Zucker (Saccharose oder Sucrose)

Dieser diätetische Ansatz hat sich als relativ erfolgreich erwiesen und bringt in 75 Prozent der Fälle eine deutliche Besserung der Beschwerden. Dennoch sollte nicht übersehen werden, dass damit die tieferen Ursachen eines Reizdarms nicht behandelt werden. Vergleicht man RDS-Patienten mit gesunden Personen, kommt es nach dem Verzehr von FODMAP-reichen Speisen in beiden Gruppen zu einem identischen Maß an Fermentation, was bedeutet, dass das Auftreten des Fermentationsprozesses an sich etwas Normales ist.[24] In der Tat ist die Vergärung von Ballaststoffen aus Obst, Gemüse, Hülsenfrüchten und Vollkorngetreide wichtig für eine gesunde Verdauung und kann Darmkrebs vorbeugen. Der Unterschied bei RDS ist, dass diese normale Fermentation aufgrund der Überempfindlichkeit des Magen-Darm-Trakts zu Aufgeblähtheit und Schmerzen führt.

Der FODMAP-Ansatz kann also von Nutzen sein, hat aber auch gewisse Nachteile. Es handelt sich um eine restriktive Ernährungsform, die nur unter Aufsicht und mit begleitender professioneller Beratung erfolgen sollte. Zu bedenken ist auch, dass auf Nahrungsmittel verzichtet wird, die zum Teil wichtige gesundheitliche Vorzüge haben, sodass man hier weniger von einer Heilmethode als einer Möglichkeit zur Symptomlinderung sprechen sollte. Im Hinblick auf die Beseitigung von Beschwerden haben wir es hier mit einer hochgradig effizienten Diätform zu tun – wenn nicht der effizientesten, die zurzeit bekannt ist.

Fast Food für Bakterien

Ein Grund, weshalb die moderne kohlenhydratreiche Ernährung Verdauungsprobleme verursacht, könnte darin liegen, dass sie wie »Fast Food« für die Darmbakterien ist. Im Zusammenhang mit RDS tritt sehr häufig eine Dünndarmfehlbesiedlung (DDFB) auf, was mit zu erklären vermag, warum sie Beschwerden verursachen kann. Wenn wir Zucker essen, wird dieser normalerweise von den Bakterien im Dickdarm fermentiert. Bei einer DDFB hingegen – die bei bis zu 84 Prozent aller RDS-Patienten vorliegt – kann dieser Gärungsprozess bereits im Dünndarm einsetzen, was zu Gasbildung, Aufgeblähtheit, Schmerzen und Durchfall führt.

Mit Antibiotika lassen sich die Symptome einer DDFB effizient lindern. In einer Studie konnte dadurch sogar die Verdauung und Resorption von FODMAPs (Laktose, Fruktose und Sorbitol) verbessert werden, was wiederum die Fermentation und Gasbildung reduzierte.[25] Es ist also festzuhalten, dass sich kohlenhydratarme Diäten wie der Low-FODMAP-Ansatz zwar vorteilhaft auswirken können, die tieferen Ursachen von RDS aber in Unausgewogenheiten in der bakteriellen Darmflora zu suchen sind.

Wie kann ich feststellen, ob meine Beschwerden von einer kohlenhydratreichen Ernährung verursacht werden?
1. Probieren Sie eine kohlenhydratarme Diät: Ob Ihre Beschwerden von einem zu hohen Anteil an Kohlenhydraten in Ihrer Ernährung verursacht werden, können Sie am ehesten herausfinden, wenn Sie sich eine Zeit lang kohlenhydratarm ernähren und beobachten, wie sich dies auf Ihre Verdauung auswirkt. Es ist empfehlenswert, sich zunächst auf eine Laktose- oder Fruktoseunverträglichkeit testen zu lassen, denn wenn diese ausgeschlossen ist, reicht eine weniger restriktive Kost. Kohlenhydratarme Diäten sind zwar in jüngster Zeit als ziemlich gesundheitsschädlich in Verruf geraten, können jedoch auch große Vorteile haben. Einen Plan für eine einfache und gesunde kohlenhydratarme Diät finden Sie im 5-Schritte-Plan (siehe Seite 156).

2. Lassen Sie sich auf Fruktoseintoleranz testen: Eine Fruktoseintoleranz lässt sich mithilfe eines Wasserstoffatemtests feststellen. Dazu müssen Sie eine Lösung mit ca. 35 Gramm Fruktose trinken und danach über drei Stunden hinweg mehrmals den Wasserstoffgehalt Ihres Atems messen. Ein hoher Wasserstoffgehalt deutet auf eine Fruktoseintoleranz hin, die in der Ernährung entsprechend berücksichtigt werden sollte. Fällt der Test positiv aus, müssen Sie Fruktose dennoch nicht völlig meiden. Ihre Beschwerden dürften sich bereits bessern, wenn Sie die Zufuhr reduzieren. Ein professioneller Ernährungsberater kann Ihnen erklären, wie Sie dabei am besten vorgehen.

Wie kann ich meinen Kohlenhydratverzehr reduzieren?
1. Halten Sie sich an die Anleitungen des 5-Schritte-Plans: Der 5-Schritte-Plan (siehe Seite 156) enthält ein Programm für eine gesunde Ernährung, das speziell zur Linderung Ihrer Symptome entwickelt wurde. Er hilft Ihnen, den Anteil an kohlen-

hydratreichen Nahrungsmitteln zu reduzieren, die Ihre Verdauungsprobleme verstärken können. Auch können Sie damit feststellen, ob Sie ein Problem mit Laktose oder Fruktose haben. Der Plan ist nicht restriktiv und gibt Raum für ausreichend gesunde Kohlenhydrate. Sie brauchen also nicht zu befürchten, dass Sie hungern oder sich fragen müssen, was Sie überhaupt noch essen können.

2. **Probieren Sie die Low-FODMAP-Diät:** Eine weitere Möglichkeit ist, sich an die offizielle Low-FODMAP-Diät zu halten (siehe Quellen). Dies sollte jedoch unter Aufsicht eines professionellen Ernährungsberaters geschehen, der mit dem Plan vertraut und in seiner Umsetzung erfahren ist, da eine umfassende Ernährungsumstellung wie diese ohne fachliche Beratung kaum zu bewerkstelligen ist. Auch handelt es sich hierbei um einen individuell auf die Bedürfnisse des jeweiligen Patienten eingestellten Ansatz. Eine professionelle Begleitung erhöht darum die Erfolgschancen.

Die Nerven der Darm-Hirn-Achse neu verdrahten

Bei der Entstehung von Verdauungsproblemen spielt Stress eine wichtige Rolle. Eine stressige Situation reicht aus, um Symptome wie Schmerzen und Durchfall zu verursachen, und bei chronischem Stress kann es leicht zu massiveren Beschwerden kommen. Etwa 75 Prozent aller RDS-Patienten berichten von ernstlichen stressbedingen Symptomen wie Ängsten und Depressionen, und abgesehen davon, dass mit Verdauungsstörungen zu leben für sich genommen schon mehr als belastend ist, gibt es gute Gründe anzunehmen, dass Stress eine der Grundursachen für ihr Auftreten ist.[1]

Frühkindliche Traumata, etwa in Form von Konflikten in der Familie, schwerer Krankheit, dem Tod eines nahestehenden Familienmitglieds und mentaler oder körperlicher Misshandlung, erhöhen bei Kindern erwiesenermaßen die Neigung, im späteren Leben RDS zu entwickeln.[2] Auch in jüngerer Vergangenheit erlebter Stress kann eine Rolle spielen. In einer Studie an 1000 Probanden ohne RDS zeigte sich, dass diejenigen, die an Ängsten und Depressionen litten, in den darauffolgenden Jahren deutlich häufiger mit einem Reizdarm zu tun bekamen.[3]

Haben sich Verdauungsprobleme erst einmal breitgemacht, kann Stress zum akuten Auslöser von Beschwerden werden und bestehende Symptome deutlich verschlimmern. Eine chronisch belastende Lebenssituation, die einen Menschen zum Beispiel permanent in einen Zustand der Angst versetzt, kann sich massiv auf das Ausmaß und die Schwere der Symptome auswirken.[4]

In einer Studie stellte man fest, dass die Mehrzahl der von RDS Betroffenen einer chronisch belastenden Lebenssituation ausgesetzt war, die sich als Hauptgrund für die Symptomverschlimmerung erwies. Zu Studienbeginn und bei einer 16 Monate später durchgeführten Folgeuntersuchung bewerteten die Forscher das Stressniveau der Probanden. Nicht bei einer einzigen der Personen, die ständigem Stress ausgesetzt waren, konnte eine messbare Reduzierung der Beschwerden festgestellt werden; bei jenen aber, die eigenen Angaben zufolge an keinem nennenswerten Stress mehr litten, hatte sich der Zustand verbessert.[5] Stress wirkt sich also massiv auf das Verdauungssystem aus. Aber welche Mechanismen sind hier eigentlich am Werk?

Die Darm-Hirn-Achse

Wenn wir in eine belastende Situation geraten, reagiert unser Gehirn mit der Ausschüttung von Hormonen, die im ganzen Körper zirkulieren und ihm helfen, der Herausforderung gerecht zu werden: Wir werden geistig wacher, und unsere Muskulatur und unser Gehirn werden im Zuge der sogenannten Kampf- oder Fluchtreaktion mit mehr Sauerstoff und Blut versorgt. In grauer Vorzeit war diese Reaktion wichtig, um mit kurzfristigen Bedrohungen oder lebensgefährlichen Situationen wie Angriffen oder Verletzungsrisiken umzugehen. In unserer modernen Welt hingegen begegnet uns Stress höchstwahrscheinlich eher in Form von Alltagssorgen und emotionalen Belastungen. Statt also kurzfristigen Stressmomenten ausgesetzt zu sein, nach deren Ende der Körper Gelegenheit hat, wieder zur Ruhe zu kommen und in den Normalzustand zurückzukehren, stehen unser Gehirn und Nervensystem permanent unter Druck. Das bedeutet auch, dass Stresshormone in ungewöhnlich hoher Konzentration und über lange Zeiträume hinweg in unserem Körper zirkulieren.[6]

Wenn Sie aus eigener Erfahrung wissen, wie sich chronische Erschöpfung, Sorgen, Ängste, Reizbarkeit, Schlaflosigkeit oder das Gefühl der Überforderung anfühlt, sind Sie wahrscheinlich selbst schon einmal in chronischen Stress geraten, denn dies sind die häufigsten Symptome. Vielleicht ist Ihnen aber nicht bewusst, welch gefährliche Folgen dies haben kann. Unsere Einschätzung von Stress hat sich im Verlauf der letzten Jahrzehnte dramatisch verändert, und man weiß inzwischen, dass die chronische Variante zu einer schier endlosen Litanei an gesundheitlichen Problemen führen kann: Angststörungen, schwere Depressionen, Schlaflosigkeit, Infektionen, Allergien, Autoimmunerkrankungen, Diabetes, Gewichtszunahme, Herzerkrankungen, chronisches Erschöpfungssyndrom und natürlich Verdauungsprobleme.[7]

Unsere physiologische Stressantwort wird über verschiedene Bereiche des Nervensystems geregelt, wobei die sogenannte Hypothalamus-Hypophysen-Nebennierenrinden-Achse (HHN-Achse) und das sympathische Nervensystem (SNS) die entscheidende Rolle spielen. Die HHN-Achse besteht im Wesentlichen aus drei Teilen: dem Hypothalamus sowie der Hypophyse oder Hirnanhangsdrüse, die beide im Gehirn angesiedelt sind, und der Nebennierenrinde, die oben auf den Nieren sitzt. Bei Aktivierung der HHN-Achse werden in einer Art Dominoeffekt Hormone ausgeschüttet, die vom Hypothalamus über die Hypophyse bis hinunter zur Nebennierenrinde gelangen, die auf dieses Signal hin das Stresshormon Cortisol freisetzt. Das SNS hingegen besteht aus Nervenfasern, die sich vom Gehirn aus im Körper verzweigen und für die Auslösung des Kampf- oder Fluchtmechanismus und die Ausschüttung des Stresshormons Adrenalin zuständig sind.

Zwar ist der Kampf- oder Fluchtmechanismus den meisten Menschen zumindest grob ein Begriff, die Dynamik von chronischem Stress aber ist weniger bekannt. Dieser ruft zunächst eine hyperaktive Stressantwort hervor (genauer gesagt, er verursacht eine Hyperaktivität der HHN-Achse), was mit der Zeit zur Abstumpfung und schließlich zur Unterfunktion führt.[8] Im Frühstadium der Hyperaktivität ist das Nervensystem permanent »unter Strom« und übermäßig reaktionsbereit, während es in den späteren Stadien ins Gegenteil verfällt und in einen Zustand gerät, den man treffenderweise als Nebennierenrinden-Burn-out bezeichnet. Sowohl auf der physischen als auch auf der mentalen Ebene äußert sich diese Entwicklung in einem symptomatischen Verlauf: Kennzeichnend für die frühe Phase der Hyperaktivität sind Angespanntheit, Nervosität und Schlafprobleme. In den späteren Phasen stellen sich extreme Müdigkeit, erhöhtes Schlafbedürfnis und ein Zustand von Mattigkeit und erschöpfter Depression ein.[9]

Nach umfassender Erforschung der Nervenfunktionen von RDS-Patienten weiß man inzwischen, dass Betroffene zu chronischer nervlicher Hyperaktivität neigen. Ihr Spiegel der Stresshormone Cortisol und Adrenalin ist oft selbst in relativ stressfreien Phasen erhöht; geraten sie dann wirklich unter Stress, liegen ihre Werte im Allgemeinen weit über dem Durchschnitt.[10, 11]

Vor Publikum sprechen zu müssen löst bei vielen Menschen starken Stress aus, und so wird diese Situation in der Stressforschung gern gewählt, um die Auswirkungen solcher Belastungsmomente auf den Körper zu untersuchen. In einer Studie, die mit diesem Szenario arbeitete, sagte man Frauen mit RDS, dass sie am nächsten Tag eine Rede zu halten hätten. Daraufhin neigten diese zu einer wesentlich höheren Ausschüttung des Stresshormons Cortisol als nicht von RDS betroffene Probandinnen. Auch fielen bei Ersteren die Schlafmuster deutlich schlechter aus, was ebenfalls mit einer Hyperaktivität des Nervensystems in Zusammenhang steht.[12]

Die bei RDS gemessene vermehrte Ausschüttung und der erhöhte Spiegel an Stresshormonen sprechen zweifelsfrei für deren unmittelbaren Einfluss auf die Symptome. In mehreren Experimenten hat sich gezeigt, dass RDS-Patienten bei Stress eine verstärkte Schmerzempfindlichkeit im Dickdarm haben.[13] Befindet sich das Nervensystem also im Alarmzustand, ist es das Verdauungssystem ebenfalls, dafür sorgt der unmittelbare Einfluss von Stresshormonen im Gewebe, der Muskulatur und in den Nervenfasern im Magen-Darm-Trakt.

Unser Gehirn und unser Verdauungssystem stehen über die Darm-Hirn-Achse permanent in Verbindung. Über verschiedene Hormone und Nervenbahnen steuert das Gehirn die normale Verdauungsfunktion. Über die direkt zwischen Gehirn und Magen-Darm-Trakt verlaufenden Nerven können Stresshormone wie Cortisol und Adrenalin Einfluss auf die Verdauung nehmen. Diese Datenautobahn verläuft in beiden Richtungen. Das heißt, Verdauungsprobleme können auch unsere Stimmungen und Verhaltensweisen beeinflussen.[14] So haben Untersuchungen des Gehirns mit bildgebenden Verfahren durchgängig bestätigt, dass RDS-Patienten in den Hirnarealen, die für Stresssymptome und emotionale Erregung zuständig sind, stärker auf Schmerzen im Magen-Darm-Trakt reagieren.[15]

Das faszinierendste Beispiel dafür, wie sich der Zustand der Verdauung auf das menschliche Gehirn und Verhalten auswirken kann, liefern Studien zur bakteriellen Darmflora. In frühen Experimenten fand man heraus, dass selbst das Einbringen sehr geringer Zahlen von ungesunden Keimen bei Mäusen angstähnliche Symptome auszulösen vermochte.[16] Diese erstaunliche Entdeckung legte den Schluss nahe, dass Darmbakterien über die Darm-Hirn-Achse Angstsymptome unmittelbar verursachen könnten. In einer Folgestudie an Mäusen konnte tatsächlich nachgewiesen werden, dass die Verabreichung von gesunden Bifidobakterien den Angstpegel durch direkte Aktivierung einer Nervenbahn reduzierte, die das Verdauungssystem mit dem Gehirn verbindet.[17]

In klinischen Studien am Menschen zeigte sich, dass bestimmte probiotische Nahrungsergänzungsmittel Stress und Ängste reduzieren können. Nach einem im *British Medical Journal* veröffentlichen Bericht stufte sich eine Gruppe von Probanden nach 30-tägiger Anwendung eines entsprechenden Präparats als weniger gestresst ein. Symptome wie Depression, Ärger und Angst waren zurückgegangen. Auch die Laborwerte für das Stresshormon Cortisol waren gesunken.[18] Die Entdeckung, dass die Ausgewogenheit der bakteriellen Flora im Verdauungssystem unsere Stimmung beeinflussen kann, ist von großer Bedeutung, da bei RDS häufig eine verringerte Anzahl von erwünschten Bakterien, allen voran Bifidobakterien, anzutreffen, die Belastung mit pathogenen Keimen hingegen erhöht ist.

Vom Stress, mit einer Verdauungskrankheit zu leben

Mit Verdauungssymptomen zu leben kann traumatisch sein. Während der Mensch im Normalfall ein »Flattern« im Magen verspürt, wenn er nervös ist, setzt bei RDS im Verdauungstrakt ein regelrechter Sturm an Schmerzen, Blähungen und veränderten Stuhlgewohnheiten ein. Da der Darm hypersensibel reagiert, werden selbst kleine Stressbelastungen mitunter als derart aufwühlend erlebt, dass die Betroffenen regelrecht gelähmt sind und weder arbeiten noch ihren Alltag bestreiten können.

Schmerzen und andere Symptome können Ängste und Depressionen auslösen und in die geistige Erschöpfung führen. Durchfall oder unangenehmer Stuhldruck etwa können extreme Sorgen auslösen, da stets damit gerechnet werden muss, es nicht rechtzeitig zur Toilette zu schaffen. Blähungen und Aufgeblähtheit können unschön und peinlich sein, und permanenter Schmerz wirkt sich massiv auf das geistige und allgemeine Wohlbefinden aus.

Mit solchen Beschwerden umzugehen ist ausgesprochen schwierig, und die Angst vor möglichen Symptomen bringt Betroffene mitunter dazu, sich völlig aus dem gesellschaftlichen Leben zurückzuziehen. Das Gefühl, die Situation nicht unter Kontrolle zu haben, führt zu Verzweiflung und Depression. Oft werden familiäre und soziale Beziehungen beeinträchtigt, und auch Ehen und Intimpartnerschaften werden in Mitleidenschaft gezogen. RDS-Patienten haben oft Angst, während der Arbeit zu essen, weil sie das Auftreten von Beschwerden befürchten. Infolgedessen ziehen sie sich noch weiter aus der Öffentlichkeit zurück, was zusätzlich Ängste, Ärger, Schuldgefühle und Scham auslöst.

Geist, Verdauungssystem, Gefühle und Erfahrungen stehen miteinander in Verbindung und bilden ein Geflecht, das im Hinblick auf eine erfolgreiche Behandlung berücksichtigt sein will. Allein mit dem Wissen, wie sich über die Darm-Hirn-Achse Emotionen auf Verdauungsbeschwerden und umgekehrt auswirken, lässt sich der positive Effekt von Mind-Body-Therapien auf die physische und emotionale Gesundheit des Menschen erklären.

Woher weiß ich, ob meine Symptome mit Stress zu tun haben?

1. Führen Sie ein Tagebuch: Das tägliche Führen eines Tagebuchs bietet eine einfache Möglichkeit, um eine Verbindung zwischen belastenden Ereignissen und im Anschluss daran auftretenden Symptomen herzustellen. Im 5-Schritte-Plan (siehe Seite 181) finden Sie ein Symptom-Tagebuch mit entsprechenden Anleitungen zur Klärung der Frage, ob Ihre Verdauungsbeschwerden mit Stress zu tun haben. Anhand Ihrer Aufzeichnungen können Sie am Ende der Woche jeweils sehen, ob ein Zusammenhang zwischen der notierten Symptomstärke und etwaigen stressauslösenden Ereignissen besteht.

2. Holen Sie professionellen Rat ein: Viele Menschen leiden an derart gravierenden Angst- oder Depressionssymptomen, dass eine begleitende Beratung und Therapie angezeigt ist. Wenn Sie seit Längerem an Gefühlen der Traurigkeit und Hoffnungslosigkeit leiden, das Interesse an Dingen verloren haben, die Ihnen früher Freude bereiteten, ein Gefühl von »Weinerlichkeit« oder Ruhelosigkeit empfinden, sich permanent »auf dem Sprung« fühlen, sich schlecht konzentrieren können oder laufend gereizt sind, und diese Symptome Sie in Ihrem Alltag spürbar tangieren, sollten Sie einen Arzt konsultieren. Wenden Sie sich vorzugsweise an einen Spezialisten, der sich mit naturheilkundlichen Verfahren auskennt, um mit möglichst natürlichen Methoden eine Linderung Ihrer Symptome zu erreichen.

Was kann ich tun, um den von RDS ausgelösten Stress zu mindern?

1. Folgen Sie dem 5-Schritte-Plan: In diesem (Seite 156) werden einige praktische Möglichkeiten aufgezeigt, um effizienter mit Stress umzugehen und auf diese Weise gastrointestinale und emotionale Symptome zu mildern. Aufgrund des unauflöslichen Zusammenhangs zwischen RDS-Beschwerden und mentaler sowie emotionaler Befindlichkeit sind Stressmanagementstrategien unverzichtbarer Bestandteil eines guten Behandlungskonzepts.

2. Probieren Sie eine kognitive Verhaltenstherapie: Bei der kognitiven Verhaltenstherapie (CBT vom englischen *cognitive behavioural therapy*) handelt es sich um das im Zusammenhang mit RDS am ausführlichsten untersuchte Mind-Body-Therapieverfahren. Verdauungsbeschwerden, psychische Belastungen und die Lebensqualität insgesamt lassen sich damit erwiesenermaßen positiv beeinflussen.[19, 20] Ziel einer CBT ist, Zug um Zug diejenigen Verhaltensweisen zu überwinden, die laufend Symptome verursachen, und sie durch positivere Formen wie Entspannungsübungen oder Meditation zu ersetzen, die helfen, die Erkrankung in den Griff zu bekommen.

Betroffene können entweder an einem von einem ausgebildeten CBT-Therapeuten angebotenen Kurs mit zehn bis zwölf Sitzungen teilnehmen oder eigenständig mit dem CBT-Selbsthilfe-Arbeitsbuch *Controlling IBS the Drug-free Way: A 10-step Plan for symptom relief* von Dr. Jeffrey Lackner arbeiten, was sich als ebenso effizient erwiesen hat.[21]

3. Probieren Sie eine Hypnotherapie: Eine speziell auf den Magen-Darm-Trakt abzielende Form der Hypnotherapie hat sich in einer Reihe von Studien als hilfreich erwiesen. Bei Verdauungsbeschwerden wurde damit durch eine Milderung von psychischen Symptomen und optimalere Alltagsbewältigung eine Besserungsrate von etwa 50 Prozent erreicht.[22] Die meisten Menschen scheinen gut auf die Therapie anzusprechen, und die erzielten positiven Wirkungen scheinen über mehrere Jahre anzuhalten. Bei der Behandlung wird der Patient in einen hypnotischen Tiefenentspannungszustand versetzt und anschließend durch eine mehrstufige Visualisierung geführt, die auf Muskelentspannung, eine zusätzliche Entspannung des gastrointestinalen Systems und eine Verbesserung der emotionalen Widerstandskraft abzielt.

4. Probieren Sie andere Mind-Body-Therapien: Es gibt diverse Studien zu einer Reihe weiterer Mind-Body-Methoden: psychodynamische Psychotherapie, Biofeedback-Therapie, progressive Muskelentspannung, Yoga, Meditation, Achtsamkeit, Entspannung und Stressmanagement. Diese haben sich alle in der einen oder anderen Hinsicht als vorteilhaft erwiesen, und zwar insbesondere die psychodynamische Psychotherapie. Sollten Sie sich von einer Mind-Body-Therapie angesprochen fühlen, lohnt es sich allemal auszuprobieren, ob sie Ihnen bei regelmäßiger Übung bzw. Behandlung etwas bringt.

Die Verdauungsuhr neu stellen

Schlechter Schlaf ist eines der häufigsten und störendsten Phänomene, die sich im Zusammenhang mit Verdauungsstörungen einstellen, und er wirkt sich massiv auf das Wohlbefinden und die Lebensqualität aus.[1] Studien sind übereinstimmend zu dem Ergebnis gekommen, dass bei einer alarmierend großen Zahl von Betroffenen die Verdauungssymptome und Schmerzen derart ausgeprägt sind, dass der Schlaf darunter leidet. Dennoch würde es zu kurz greifen, zu sagen, dass eine gestörte Nachtruhe die Folge der Beschwerden ist. Schlechter Schlaf kann nämlich auch umgekehrt die Ursache für eine beeinträchtigte Verdauung sein.[2]

Manche Wissenschaftler sind mittlerweile überzeugt, dass zumindest bei manchen Menschen Schlafprobleme als eigentliche Ursache hinter Verdauungsstörungen stehen – eine Theorie, die in den letzten 20 Jahren durch verschiedene wichtige Entdeckungen zusätzlich genährt wurde. Auch wenn noch nicht wirklich feststeht, ob Schlafstörungen RDS verursachen oder umgekehrt (wahrscheinlich ist es eine Kombination von beidem), steht fest, dass sich guter Schlaf immens vorteilhaft auf den Beschwerdeverlauf auswirken kann.

In einer der ersten Studien, die auf einen möglichen Zusammenhang zwischen schlechtem Schlaf und RDS verwiesen, wurde anhand eines Ernährungs-Tagebuchs ermittelt, wie gut die Probanden während der Nacht schliefen und wie schwer ihre Symptome am nächsten Tag waren. Mit dieser einfachen Methode fand man zum ersten Mal heraus, dass Patienten, die über einen besonders schlechten Schlaf klagten, am nächsten Tag mit sehr viel größerer Wahrscheinlichkeit mit einer Symptomverschlimmerung zu rechnen hatten. Diejenigen Studienteilnehmer, die gut geschlafen hatten, berichteten analog dazu über deutlich mildere Symptome.[3]

Seither wurde in einer Reihe weiterer Studien ein starker Zusammenhang zwischen RDS-Symptomen und einem schlechten Schlaf hergestellt. In einer groß angelegten Untersuchung etwa kam heraus, dass selbst Teilnehmer, die nur viermal pro Monat schlecht schliefen, sehr viel häufiger mit Verdauungsproblemen wie Schmerzen im Oberbauch und Unbehagen, Übelkeit, Reflux-Symptomen, Durchfall, breiigem Stuhl oder Verstopfung zu kämpfen hatten.[4] Eine Studie an Krankenpflegern kam zu ähnlichen Ergebnissen. Hier war die Wahrscheinlichkeit von Bauchschmerzen bei Probanden, deren Tag-/Nacht-Rhythmus durch Wechselschichten gestört war, im Vergleich zu Kollegen mit regelmäßigeren Arbeitszeiten deutlich erhöht.[5]

Interessant sind auch die Ergebnisse von Studien, die sich mit den Auswirkungen von Schlafentzug auf den Magen-Darm-Trakt befassen. In einer solchen Untersuchung kam heraus, dass sich bei gesunden, RDS-freien Probanden nach einem Schlafentzug von 40 Stunden eine erhöhte Schmerzempfindlichkeit einstellte, wie sie für RDS-Patienten typisch ist. Es ist also davon auszugehen, dass Schlafmangel Schmerz verursachen oder verstärken kann. Dieselbe Studie kam zu dem Schluss, dass die Schmerzempfindlichkeit durch »Genesungsschlaf« zum Ausgleich des Defizits wieder gesenkt werden konnte.[6] Die Dauer des Schlafentzugs war in diesem Experiment zwar extrem, doch auch nach einem Schlafdefizit von nur vier Stunden in einer einzigen Nacht zeigten Studienteilnehmer eine ausgeprägte Schmerzempfindlichkeit. Dies kommt relativ nah an das heran, was ein Mensch, der unter Schlaflosigkeit leidet, erlebt. Schlecht zu schlafen kann also in der Tat die für RDS typischen Schmerzen im Magen-Darm-Bereich auslösen.[7]

Es gibt auch Beweise dafür, dass es RDS-Patienten an einem Hormon mangelt, das für einen guten Schlaf sorgt: Melatonin. Dessen natürliche Produktion wird als Reaktion auf die nächtliche Dunkelheit im Gehirn ausgelöst, und es unterstützt die Schlafbereitschaft. Wird die Substanz als Nahrungsergänzung eingenommen, hilft sie, schneller einzuschlafen und insgesamt besser und erholsamer zu schlafen.[8]

Interessanterweise übernimmt Melatonin im Körper jedoch noch zahlreiche weiterreichende Funktionen und wirkt unter anderem auf den Magen-Darm-Trakt. Es wird nicht nur im Gehirn ausgeschüttet, sondern unter anderem auch in nennenswerten Mengen im gastrointestinalen System produziert. Noch weiß man wenig darüber, welche Rolle es hier genau spielt, doch es scheint an der normalen Muskelkontraktion beteiligt zu sein und eine schmerz- und entzündungslindernde Wirkung zu haben.[9]

Bei Patienten, die an Bauchschmerzen und RDS leiden, wurden gegenüber beschwerdefreien Menschen geringere Melatoninwerte gemessen, und es gab Hinweise auf eine Störung ihres natürlichen Tag-/Nacht-Rhythmus.[10] In manchen Ländern ist das Hormon als sicheres, relativ preiswertes Nahrungsergänzungsmittel erhältlich und wurde bei RDS-Patienten, die gleichzeitig unter Schlafproblemen litten, mit sehr vielversprechenden Ergebnissen eingesetzt. In einer Studie zeigten sich nach zweiwöchiger Einnahme von 3 Milligramm des Hormons eine signifikante Abnahme der Bauchschmerzen, eine Verringerung der Schmerzempfindlichkeit sowie Verbesserungen in der gastrointestinalen Funktion.[11] Und in zwei weiteren Untersuchungen, in denen Probanden über einen Zeitraum von acht Wochen hinweg täglich 3 Milligramm Melatonin verabreicht bekamen, war gegenüber der Placebo-Vergleichsgruppe ein deutlich positiverer Einfluss auf die RDS-Beschwerden zu verzeichnen. Gleichzeitig berichteten die Teilnehmer über einen erholsameren Schlaf und eine Verringerung von Ängsten und Depressionen sowie eine insgesamt verbesserte Lebensqualität.[12, 13]

Melatonin scheint also bei Verdauungssymptomen gut zu wirken. Wie aber kann es überhaupt dazu kommen, dass die natürliche Produktion des Hormons zu gering ausfällt? Nun, der Hauptgrund dafür hat mit dem uralten, natürlichen Rhythmus von Tag und Nacht zu tun. Evolutionsgeschichtlich sind wir diesem Wechselspiel zwischen hell und dunkel von jeher ausgesetzt gewesen, und unsere Körperfunktionen sind stark davon beeinflusst. Viele Stoffwechselvorgänge, darunter die Aktivität von Organen wie dem Verdauungssystem sowie die Ausschüttung von Hormonen (z.B. von Melatonin), hängen davon ab. Unsere »biologische Uhr« wurde jedoch durch die (entwicklungsgeschichtlich gesehen) kürzliche Einführung des elektrischen Lichts in der Nacht und den Mangel an natürlichem Sonnenlicht unter Tags gestört, da wir ungewöhnlich viel Zeit in Innenräumen bei künstlicher Beleuchtung verbringen.

Unsere biologische Uhr funktioniert nach einem ziemlich simplen Prinzip. Sind unsere Augen (genauer gesagt unsere Netzhaut) vollständiger Dunkelheit ausgesetzt, schüttet die Zirbeldrüse (im Gehirn) Melatonin aus. Man könnte das Hormon als »Zeiger« der biologischen Uhr bezeichnen, da es den Tag-/Nacht-Rhythmus steuert und unserem Körper sagt, wie spät es ist.[14] Sind unsere Augen hingegen Licht ausgesetzt, wird die Melatoninproduktion eingestellt.[15] Selbst kleine Veränderungen in den abendlichen Lichtverhältnissen können den Melatoninspiegel senken. Abgesehen von Schichtarbeit oder dem Jetlag bei langen, Zeitzonen übergreifenden Flugreisen scheinen darum elektrisches Licht, Fernsehen und die Nutzung digitaler Geräte in den späten Abendstunden die Hauptursache für ein Absinken der Melatoninwerte zu sein.[16]

Gerät die biologische Uhr aus dem Rhythmus, kann auch das Nervensystem in Mitleidenschaft gezogen werden. Dies erklärt, warum eine Nahrungsergänzung mit Melatonin nicht nur gegen RDS-Symptome und Schlaflosigkeit wirkt, sondern auch Ängste und Depressionen lindert. Es ist gut möglich, dass auch das Nervensystem durch eine Wiederherstellung der natürlichen Melatoninproduktion zur Ruhe kommt. Dessen chronische Hyperaktivität wird mit Schlafproblemen und Schlaflosigkeit unmittelbar in Zusammenhang gebracht. Bei RDS-Patienten wurde zudem eine erhöhte REM-Aktivität (vom englischen *Rapid Eye Movement*) im Schlaf gemessen, was auf einen starken nächtlichen Erregungszustand des Nervensystems schließen lässt.[17, 18] Manche Forscher sind der Ansicht, dass sich die Wirkung von Melatonin mit einer Dämpfung der Nervenaktivität erklären lässt, und es gibt gewisse Hinweise darauf, dass das Hormon sich nicht nur positiv auf das Schlafverhalten und auf RDS-Symptome auswirkt, sondern auch die Nervenfunktion stärkt und chronische Stresssymptome lindert.[19]

Schlechter Schlaf kann also Verdauungsprobleme verursachen, und umgekehrt können Verdauungsprobleme den Schlaf beeinträchtigen. Für einen guten Nachtschlaf zu sorgen kann also einen wichtigen Beitrag dazu leisten, Ihre Magen-Darm-Beschwerden in den Griff zu bekommen, und sich zugleich positiv auf Ihre Stimmung, Ihre Emotionen und Ihr Wohlbefinden insgesamt auswirken.

Woher weiß ich, dass Schlafmangel hinter meinen Symptomen steckt?

1. Leiden Sie an Schlaflosigkeit? Sie sollten jede Nacht etwa sieben bis acht Stunden schlafen, denn diese Dauer gilt für Erwachsene als ideal (Kinder brauchen mehr, ältere Menschen etwas weniger). Viele Menschen erreichen dies jedoch nicht und leiden an Schlaflosigkeit, was nicht gleichbedeutend mit Schlafmangel ist. Wenn Sie a) Schwierigkeiten beim Einschlafen haben b) nicht richtig durchschlafen können c) morgens zu früh aufwachen oder d) sich morgens beim Aufwachen erschöpft und wie gerädert fühlen, könnte es gut sein, dass Sie an Schlaflosigkeit leiden und dies zu Ihren Symptomen beiträgt.

2. Lassen Sie Ihren Melatoninspiegel testen: Mit einem einfachen Speicheltest können Sie prüfen lassen, ob in Ihrem Körper zu wenig Melatonin ausgeschüttet wird. Es muss dazu kein Blut abgenommen werden, und es lässt sich damit zuverlässig feststellen, ob Ihre biologische Uhr aus dem Gleichgewicht geraten und Ihr Melatoninspiegel zu niedrig ist. Am besten, Sie wenden sich an einen Arzt und lassen sich diesbezüglich beraten. Alternativ hierzu können Sie auch versuchen, Ihre biologische Uhr neu zu stellen oder Melatonin einzunehmen, um zu sehen, ob sich Ihre Symptome bessern (siehe unten).

Was kann ich tun, um besser zu schlafen?

1. Stellen Sie Ihre biologische Uhr neu: Wenn Sie sich in völliger Dunkelheit aufhalten, produziert Ihre Zirbeldrüse Melatonin, bei Licht hingegen wird die Ausschüttung eingestellt. Wenn Sie also dafür sorgen, dass Ihre Augen morgens hellem Licht ausgesetzt sind und Sie sich möglichst wenig in künstlicher Beleuchtung aufhalten, können Sie damit Ihre biologische Uhr neu stellen und Ihrem Körper die Möglichkeit geben, zu seiner natürlichen Melatoninproduktion zurückzufinden.

So bringen Sie Ihren Rhythmus wieder ins Gleichgewicht:
a) Verbringen Sie mehr Zeit im Dunkeln und dehnen Sie den Aufenthalt wenn möglich auf neun bis zehn Stunden aus.
b) Verdunkeln Sie Ihr Schlafzimmer mit guten, lichtdichten Jalousien.
c) Verbringen Sie abends weniger Zeit vor dem Bildschirm (ob Computer, Fernsehen, Mobiltelefon, Tablet, E-Reader oder Laptop).
d) Praktizieren Sie stille Wachsamkeit (wenn Sie nachts aufwachen, schalten Sie das Licht nicht ein, da dies die Melatoninproduktion unterbrechen würde). Und
e) seien Sie bei Sonnenaufgang wach. (Die Augen dem ersten hellen Morgenlicht auszusetzen hilft, den Melatoninspiegel zu regulieren. Wenn die Sonne nicht scheint oder Sie keinen Zugang dazu haben, probieren Sie es mit einem Dämmerungssimulator.)

2. Probieren Sie Melatonin: Melatonin ist ein sicheres und relativ preiswertes Nahrungsergänzungspräparat. Leider ist es in manchen Ländern (darunter Australien, Großbritannien und Deutschland) nur auf Rezept erhältlich, sodass Sie sich dort an einen Arzt wenden und es sich gegebenenfalls verschreiben lassen müssen. In Studien hat sich eine Dosis von 3 Milligramm vor dem Schlafengehen über einen Zeitraum von ca. acht Wochen als vorteilhaft erwiesen. Wenn Sie sich Melatonin im Internet oder im Ausland besorgen, achten Sie darauf, es von einem namhaften Hersteller zu beziehen und dass es sich um die synthetische Form des tatsächlichen Hormons (und nicht um ein homöopathisches Präparat) handelt.

3. Probieren Sie es mit einer Musiktherapie: Der Klang von Entspannungsmusik lenkt den Geist ab, ruft einen physischen

Entspannungszustand hervor, senkt den Spiegel an Stresshormonen und hat sich als effizientes Mittel gegen Schlaflosigkeit erwiesen. In den meisten Studien hat sich das tägliche Hören von 45 Minuten Entspannungsmusik über einen Zeitraum von drei Wochen im Vergleich zu nur gelegentlichem Hören als vorteilhafter erwiesen. Die verschiedensten Arten von Musik können eine entspannende Wirkung haben: Slow Jazz, Klavier, klassische und elektronische Musik, instrumentale Stücke oder Lieder mit Text. Wählen Sie eine langsame, ruhige Musik aus, die Ihnen gefällt, und gehen Sie nach folgender Anleitung vor:

a) Gehen Sie zur üblichen Zeit zu Bett. Sorgen Sie für eine angenehme Raumtemperatur, tragen Sie bequeme Nachtwäsche, schalten Sie das Licht aus und schließen Sie die Augen.
b) Lassen Sie die Musik mit angenehmer Lautstärke laufen.
c) Verwenden Sie Kopfhörer, wenn das für Sie besser ist. Und
d) machen Sie sich keine Gedanken darüber, wie Sie die Musik ausschalten sollen, wenn Sie eingeschlafen sind. Lassen Sie sie einfach laufen.

Das Fitnessprogramm für den Darm

Regelmäßige sportliche Aktivität ist unverzichtbar für die Gesundheit. Ohne sie kann der Körper nicht richtig funktionieren, und dies gilt, auch wenn es auf den ersten Blick vielleicht abwegig erscheinen mag, auch für den Darm. Viele Menschen bewegen sich jedoch nicht regelmäßig, was ihre Verdauungsfunktion beeinträchtigt und Probleme wie Blähungen und Verstopfung verursacht.

Körperliche Aktivität hat einen tief greifenden Einfluss auf die physiologischen Abläufe und wirkt sich im ganzen Körper auf Hunderte von zellulären Prozessen in den verschiedensten Organsystemen aus.[1] Dieser umfassenden Wirkung ist es zu verdanken, dass sich damit viele gesundheitliche Probleme verhindern und sogar effizient behandeln lassen: Fettleibigkeit, Herzerkrankungen, Diabetes Typ 2 und verschiedene Krebsarten, um nur einige wenige zu nennen.

Und auch die Gesundheit unseres Verdauungssystems hängt mit dem Maß an körperlicher Aktivität zusammen. So ist ein Zusammenhang zwischen Bewegungsmangel und Darmkrebs, Verstopfung, Blähungen, Reflux, Magengeschwüren, Gallensteinen, Divertikulitis (der Bildung von taschenähnlichen Ausstülpungen in der Darmwand) und RDS nachgewiesen.[2] In unserem Zusammenhang besonders wichtig ist, dass regelmäßige sportliche Betätigung viele der bei RDS häufig auftretenden Begleiterscheinungen mindern kann, etwa Depressionen, Ängste, chronische Erschöpfung und Fibromyalgie.

Das Problem ist, dass der Mensch zwar für ein körperlich aktives Leben geschaffen ist, Bewegung aber dank moderner Technologien und unseres heutigen Lebensstils von einer täglichen Lebensnotwendigkeit zur rein freiwilligen Aktivität geworden ist. Unsere Vorfahren haben sich in einem Umfeld entwickelt, in dem physische Bewegung überlebenswichtig war; um zu essen, mussten sie jagen und sammeln, und dabei bewegten sie sich wahrscheinlich vier- bis fünfmal so viel wie der moderne Durchschnittsmensch.[3] In unserer heutigen Zeit hingegen bewegt sich der Mensch so gut wie gar nicht mehr. Mindestens 60 Prozent der Weltbevölkerung bringt es nicht einmal auf die empfohlenen täglichen 30 Minuten mäßig intensiver physischer Aktivität, wie sie uns etwa in einem flotten Spaziergang abverlangt wird.[4]

Neben Stressmanagement und gesunder Ernährung wird Menschen mit Verdauungsproblemen seit Langem zu regelmäßiger sportlicher Betätigung geraten, doch erst seit Kurzem zieht man Bewegungsmangel ernsthaft als mögliche Ursache für RDS in Betracht. Dies mag daran liegen, dass man bislang vermutet hatte, RDS-Patienten würden sich allein aufgrund der Beeinträchtigung weniger bewegen, die sie durch ihre Beschwerden im Alltag erfahren. Die Angst vor Durchfall, Blähungen und Schmerzen kann selbst simple Unterfangen wie einen Spaziergang zur Herausforderung machen. In der Tat sind RDS-Patienten oft körperlich weniger aktiv, aber in manchen Fällen lässt diese Tatsache die Verdauungsprobleme überhaupt erst entstehen.

Einer der ersten Hinweise darauf, dass sich Verdauungskrankheiten durch mehr körperliche Bewegung heilen lassen könnten, lieferte eine Studie zu den therapeutischen Effekten eines Seminars über gesunde Ernährung, Stressmanagement und sportliche Aktivität. Als man analysierte, wie sich die von den Teilnehmerinnen nach dem Kurs vorgenommenen Änderungen im Lebensstil auswirkten, stellte man fest, dass ein Plus an körperlicher Aktivität bei der Folgeuntersuchung nach sechs Monaten mit einer signifikanten Minderung von Bauchschmerzen einherging.[5]

Ausgehend von dieser vielversprechenden Entdeckung wurde in einer weiteren Studie geprüft, ob das Maß an körperlicher Aktivität mit RDS-Symptomen in Korrelation stand, um mehr Licht in den Zusammenhang zwischen Bewegung und Verdauungsbeschwerden zu bringen. Während des Seminarverlaufs führten die Probandinnen ein Tagebuch, in dem sie ihre RDS-Beschwerden und ihre körperlichen Aktivitäten notierten. Diese Aufzeichnungen wurden anschließend auf das Vorhandensein von etwaigen signifikanten Zusammenhängen geprüft. Zunächst fiel auf, dass die Probandinnen, die an RDS litten, generell weniger aktiv waren als die Frauen ohne RDS. Noch interessanter aber war die Entdeckung, dass aktivere Frauen weniger zu bestimmten Symptomen neigten, etwa dem Gefühl der unvollständigen Entleerung nach dem Stuhlgang. Auch war bei ihnen ein geringeres Erschöpfungsniveau zu verzeichnen.[6]

Der Gedanke, dass Bewegungsmangel zu Verdauungsproblemen führen kann, wird auch von Studien untermauert, die sich speziell mit den Auswirkungen von körperlicher Aktivität bei RDS befassen. Sie zeigen, dass sich mit einer Bewegungssteigerung durch leichte Übungen wie einem 20- bis 60-minütigen Spaziergang vier- bis fünfmal pro Woche die Beschwerden innerhalb von drei Monaten signifikant lindern ließen. Regelmäßige körperliche Aktivität führte zu einer generellen Reduktion von RDS-Symptomen und ganz speziell von Verstopfung, und die Lebensqualität konnte verbessert werden.[7, 8]

Ein Plus an körperlicher Bewegung scheint am effizientesten zu wirken, wenn Blähungen und Verstopfung die Hauptsymptome sind. Sehr effizient wirkt regelmäßige Bewegung Blähungen und dem Gefühl von Aufgeblähtheit entgegen. Bei mangelnder Bewegung verbleibt mehr Gas im Verdauungssystem, und bei bestehender Neigung zu Blähungen und einem Anschwellen des Bauchs kann dies zu Unbehagen führen. Körperliche Aktivität kann das normale Entweichen von Gasen aus dem Darm fördern, die Aufgeblähtheit reduzieren und die Symptome lindern.[9]

So wie Bewegung die Beseitigung von Darmgasen unterstützt und Blähungen und Aufgeblähtheit entgegenwirkt, fördert sie auch die Regelmäßigkeit des Stuhlgangs und wirkt einer Verstopfung entgegen. Regelmäßige körperliche Aktivität ist von großer Bedeutung für die Aufrechterhaltung einer gesunden Ausscheidung. In einer Studie an Erwachsenen stellte man fest, dass es mit einem täglichen Übungsprogramm, bestehend aus 30 Minuten zügigem Spazierengehen und etwa 10 Minuten zu

Hause durchgeführten Dehn- und Kraftübungen, zu einer signifikanten Reduktion von Verstopfungsbeschwerden kam und störende Symptome wie harter Stuhl, das Gefühl der unvollständigen Entleerung und Pressen beim Stuhlgang gemindert wurden. Anhand von Röntgenaufnahmen wiesen die Forscher eine signifikante Verbesserung der Dickdarm-Verweildauer nach, was die positiven Effekte erklärt.[10]

Regelmäßige körperliche Aktivität ist also nicht nur unabdingbar für die Gesundheit im Allgemeinen, sondern speziell auch für eine gute Verdauung. Studien belegen, dass mehr Bewegung zu einer Verringerung von Schmerzen, Blähungen, Aufgeblähtheit, Verstopfung, hartem Stuhl, unvollständiger Entleerung und Pressen beim Stuhlgang führt. Gleichzeitig wirkt sich körperliche Betätigung positiv auf die Stimmung aus, lindert Depressionen und Ängste und verleiht mehr Energie, sodass wir es hier mit einer effizienten Möglichkeit zu tun haben, RDS-Beschwerden zu reduzieren und das Allgemeinbefinden zu verbessern.

Ist Bewegungsmangel für meine Symptome mitverantwortlich?

Für die meisten Menschen ist die Steigerung der körperlichen Aktivität ein wichtiger Schritt hin zu einer optimal funktionierenden, gesunden Verdauung. Auch wenn Bewegungsmangel womöglich nicht die Hauptursache Ihrer Beschwerden ist und sich diese nicht allein durch mehr physische Betätigung beseitigen lassen, trägt diese wesentlich zu einem gesunden Lebensstil bei.

1. Sind Sie aktiv? Im Allgemeinen wird ein Maß an Bewegung empfohlen, das 30 Minuten zügigem Spazierengehen an den meisten Tagen der Woche entspricht. Alles, was darüber hinausgeht, kann nur von Vorteil sein. Wenn Sie dies nicht erreichen – und dies trifft auf die Mehrzahl aller Menschen zu –, kann es sein, dass sich Ihre Verdauungsbeschwerden durch eine Steigerung der täglichen körperlichen Aktivität verbessern lassen.

2. Zählen Sie Ihre Schritte: Mit einem Schrittzähler (einem kleinen elektronischen Gerät zur Ermittlung der zurückgelegten Schritte) können Sie feststellen, wie es mit Ihrem Maß an Bewegung aussieht. Tragen Sie das Gerät drei Tage lang am Körper, notieren Sie Ihre Schrittzahlen und vergleichen Sie sie mit nachfolgenden Werten, um Ihr Bewegungsverhalten einzuordnen:

> sitzend   = weniger als 5000 Schritte
> wenig aktiv = 5000 bis 7499 Schritte
> mäßig aktiv = 7500 bis 9999 Schritte
> aktiv   = 10 000 bis 12 500 Schritte
> sehr aktiv   = 12 500 und mehr Schritte

Wie kann ich meine körperliche Aktivität steigern?

1. In Bewegung kommen: Körperliche Aktivität sollte keine mühsame Pflicht sein, sie sollte Freude bereiten. Suchen Sie sich eine Bewegungsform, die Ihnen Spaß macht (z.B. Schwimmen, Tennis, Yoga, Squash, Fahrradfahren, Aerobic, Selbstverteidigung) und praktizieren Sie sie. Überlegen Sie, wen Sie mit ins Boot holen könnten, um sich gegenseitig zu motivieren. Spazierengehen und Wandern bieten eine optimale Einstiegsmöglichkeit, denn es macht Freude, ist einfach und erfordert minimalen Aufwand. Wenn Sie lange keinen Sport betrieben haben, gehen Sie es langsam an und geben Sie nicht auf, denn mit der

Zeit wird Ihnen das Laufen leichter fallen. Es entstehen keine Anfangskosten, obwohl es sich empfiehlt, bequeme Wanderschuhe zu tragen, die dem Fuß Halt geben und die Knie und den Rücken schonen.

2. **Visieren Sie die 10 000-Schritte-Marke an:** Die 10 000-Schritte-Marke ist ein gutes Ziel, um regelmäßige Bewegung in Ihren Alltag zu integrieren. Finden Sie zunächst mithilfe eines Schrittzählers heraus, wie viele Schritte Sie normalerweise gehen, und suchen Sie dann nach Möglichkeiten, Ihr Aktivitätsniveau auf die anvisierten 10 000 Schritte zu steigern: Parken Sie Ihr Auto weiter weg und legen Sie den Rest des Wegs zu Fuß zurück; laufen Sie jeden Morgen zum Kiosk, um sich die Zeitung zu kaufen; nutzen Sie die Mittagspause für einen 10- bis 15-minütigen Spaziergang; gehen Sie regelmäßig mit Freunden, Familienmitgliedern oder Ihrem Hund spazieren oder wandern; schließen Sie sich einer Wandergruppe an. Notieren Sie Ihre tägliche Schrittleistung in einem Tagebuch, um Ihre Fortschritte zu dokumentieren. Sie werden feststellen, dass die zusätzliche Bewegung nach ein paar Monaten zu einem ganz normalen Teil Ihres Alltags geworden ist. Dann können Sie den Schrittzähler wieder wegpacken.

3. **Probieren Sie es mit Yoga:** Aus Studien weiß man, dass Yoga die im Zusammenhang mit RDS auftretenden Magen-Darm-Beschwerden innerhalb von vier Wochen regelmäßigen Übens reduziert und gleichzeitig zum Abbau von Stress beiträgt. Wenn Sie einen Kurs buchen möchten, finden Sie bestimmt in Ihrer Nähe ein geeignetes Angebot. Gibt es nichts Entsprechendes, bieten sich Lehrvideos als hervorragende Alternative an. Auch sie sind Studien zufolge geeignet, RDS-Symptome zu lindern.[11, 12]

TEIL 3: DER 5-SCHRITTE-PLAN

In 5 Schritten zur gesunden Verdauung

Der 5-Schritte-Plan bietet eine einfache, strukturierte Anleitung zur raschen Beseitigung Ihrer Verdauungsprobleme. Ging es in den bisherigen Kapiteln darum, Ihnen den Weg zu den Behandlungsmöglichkeiten zu weisen, die für Sie ganz persönlich am erfolgversprechendsten sind, ist der hier vorgestellte, einfache Plan von seiner Zielsetzung her weniger spezifisch und allgemeiner gehalten.

Er zeigt, wie sich Symptome auf natürliche Weise lindern, die bakterielle Darmflora sanieren und das Nervensystem stabilisieren lässt, und gibt Ihnen einen eigens für dieses Buch entwickelten Ernährungsplan sowie Anregungen für ein beschwerdefreies Leben an die Hand.

Gehen Sie bei der Umsetzung des Plans systematisch vor. Wählen Sie zunächst die natürlichen Nahrungsergänzungsmittel, die bei Ihnen am meisten bringen könnten, und beginnen Sie, sie zu nehmen (Schritt 1).

Fangen Sie mit der Einnahme von Probiotika, Präbiotika

und/oder Nahrungsmitteln an, die Ihre bakterielle Darmflora verbessern (Schritt 2).

Sobald Sie diese ersten beiden Schritte umgesetzt haben, können Sie nach und nach darangehen, die Anregungen zum Stressmanagement mithilfe von Mind-Body-Therapien umzusetzen und Ihre Ernährung umzustellen (Schritte 3 und 4). Die letzten beiden Schritte führen deutlich tiefer und erfordern mehr Reflexion und Vorbereitung. Nachdem Sie diese Empfehlungen in Ihren Alltag einbezogen haben und Ihre Beschwerden sich zu bessern beginnen, was manchmal sehr schnell geschehen kann, in der Regel aber etwa drei Monate dauert, wird es Zeit, sich darüber Gedanken zu machen, wie Sie in Zukunft beschwerdefrei bleiben können (Schritt 5).

Bei den ersten Schritten kann es in den ersten paar Tagen zu leichten Symptomverschlechterungen kommen, doch diese verschwinden meist in dem Maße, wie Ihr Verdauungssystem in die Balance zurückfindet. Die Chancen stehen gut, dass sich bereits mit der Umsetzung der ersten Empfehlungen eine signifikante Besserung Ihrer Probleme einstellt. Auch wenn sich der Erfolg manchmal sofort zeigt, sollten Sie sich auf eine Zeitspanne von etwa vier Wochen einstellen, damit die Maßnahmen greifen können.

Mind-Body-Therapien unterstützen Sie dabei, Ihr Nerven- und Verdauungssystem zur Ruhe zu bringen, und mit veränderten Ernährungsgewohnheiten können Sie schnell erreichen, sich nicht mehr mit Nahrungsmitteln zu belasten, die für Sie problematisch sein könnten. Sobald sich eines davon als tatsächlicher Auslöser von Beschwerden erwiesen haben sollte, können Sie es auf Dauer aus Ihrem Speiseplan streichen. Mit diesen Umstellungen im Lebensstil und in der Ernährung können Sie Ihre Beschwerden langfristig in den Griff bekommen, sodass Sie irgendwann hoffentlich nicht mehr ganz so häufig auf die Einnahme von natürlichen Nahrungsergänzungsmitteln angewiesen sind.

Obwohl eine gewisse Disziplin und Beharrlichkeit erforderlich sind, dürften sich schon nach Kurzem erste Erfolge zeigen, und mit der Aneignung neuer Lebens- und Essgewohnheiten können Sie sicherstellen, dass diese auch von Dauer sind.

Schritt 1: Symptome schnell lindern

Schmerzen, Durchfall, Verstopfung, Blähungen, Aufgeblähtheit und Krämpfe sind äußerst belastend, wenn man täglich mit ihnen zu tun hat. Der erste Schritt des 5-Schritte-Plans zielt darauf ab, die Symptome schnellstmöglich zu lindern, da jede Form von Besserung Sie motivieren wird, am Ball zu bleiben und auch den Rest des Plans umzusetzen, damit Ihr Leben künftig leichter wird.

Eine Reihe von natürlichen Heilmitteln haben sich bei RDS bewährt, allen voran Pfefferminzöl, Verdauungsenzyme, Artischockenblätterextrakt, verschiedene Phytotherapeutika und Aloe-vera-Saft. Nicht alle Präparate helfen bei jedem gleichermaßen, und in den meisten Fällen bringen sie die Symptome nicht völlig zum Verschwinden, aber sie bewirken eine spürbare Linderung und machen Ihren Zustand deutlich erträglicher. Der nachfolgende kurze Überblick über die infrage kommenden Heilmittel soll Ihnen bei der Auswahl des geeigneten Präparats helfen. Eine detailliertere Beschreibung der Mittel mit den entsprechenden Dosierungsempfehlungen finden Sie im Anschluss daran.

Natürliche RDS-Heilmittel im Überblick

	Spezieller Nutzen	Dosierung	Wann setzt die Wirkung ein?
Pfefferminzöl	Hilft speziell bei Blähungen, Bauchschmerzen und Aufgeblähtheit	3 x täglich 1–2 magensaftresistente Kapseln	Sofort; signifikante Schmerzlinderung nach bis zu 8 Wochen
Verdauungsenzyme	Wenn sich die Symptome nach dem Essen verschlimmern; bei Krämpfen, Blähungen, Stuhldruck, Durchfall und Schmerzen	1–2 Tabletten oder Kapseln pro symptomauslösender Mahlzeit	Sofort nach der symptomauslösenden Mahlzeit; bis zu 6 Wochen
Artischockenblätterextrakt	Hilft besonders bei Krämpfen und Bauchschmerzen	Täglich 1–2 Kapseln oder Tabletten zu den Mahlzeiten	Nach 2–3 Wochen und bis zu 6–8 Wochen
Phytotherapeutika	Helfen gegen Symptome generell, auch gegen Bauchschmerzen	Nach Anweisung auf der Packung	Bis zu 2–4 Wochen
Aloe-vera-Saft (aus dem Gel)	Wenn Sie vor allem unter Durchfallsymptomen leiden	100 ml täglich	Bis zu 4 Wochen

Pfefferminzöl

Die Verwendung von Pfefferminze zur Unterstützung der Verdauung geht auf die alten Griechen zurück. Minthe hieß die schöne Nymphe, die der griechischen Mythologie zufolge von Plutos eifersüchtiger Frau in eine Pflanze verwandelt wurde, nachdem sie die Zuneigung von deren Gatten errungen hatte. Pluto konnte den Zauber nicht aufheben, und so verlieh er seiner Geliebten einen süßen Duft, der den Garten durchströmte.

Pfefferminzöl wird durch Dampfdestillation aus den frischen Blättern gewonnen.

Funktionsweise: Pfefferminzöl entspannt die Muskulatur im Magen-Darm-Trakt und wirkt darum krampflösend und schmerzlindernd.[1, 2] Gegen RDS lässt es sich ebenso effizient einsetzen wie muskelentspannende Medikamente.[3] In experimentellen Studien hat es sich als natürliches Antibiotikum gegen eine Reihe von Bakterien, darunter *Helicobacter pylori, Staphylococcus aureus* und *Escherichia coli* erwiesen. Pfefferminzöl kann also auch zur Harmonisierung der bakteriellen Darmflora beitragen, denn es tötet schädliche Keime ab.[4]

Klinische Wirkungen: In über zehn klinischen Studien wurde die Wirkung von Pfefferminzöl bei Patienten mit RDS getestet, und in allen Fällen wurden positive Effekte nachgewiesen. Es trägt zur Linderung einer breiten Palette von Symptomen bei, darunter Durchfall, Blähungen und Verstopfung; besonders effizient wirkt es gegen Bauchschmerzen und Unbehagen im Bauchraum.[5]

Sicherheit: Pfefferminzöl wird bei Einhaltung der Dosierungsempfehlungen extrem gut vertragen, und das Auftreten von Nebenwirkungen ist höchst unwahrscheinlich. In seltenen Fällen wird von einem perianalen Brennen und Übelkeit berichtet. Aufgrund fehlender Daten zum Einsatz von Pfefferminzöl in der Schwangerschaft sollte es in dieser Zeit am besten nicht eingenommen werden. Da es zu Wechselwirkungen mit manchen pharmazeutischen Wirkstoffen kommen kann, empfiehlt es sich, Rücksprache mit Ihrem Arzt zu halten, falls Sie verschreibungspflichtige Medikamente einnehmen.[6]

Dosierungsempfehlungen: Studien zufolge entfaltet Pfefferminzöl seine positive Wirkung bei dreimal täglich 1 bis 2 magensaftresistenten Kapseln (0,2 bis 0,4 ml). Der Effekt ist oft bereits innerhalb der paar ersten Tage spürbar, doch die besten Ergebnisse, insbesondere im Hinblick auf die Schmerzlinderung, stellen sich nach etwa acht Wochen regelmäßiger Einnahme ein.

Verdauungsenzyme
Tag für Tag produziert die Bauchspeicheldrüse bei normaler Funktion bis zu zwei Liter Pankreasflüssigkeit, eine konzentrierte Quelle von Enzymen, die für die Aufspaltung der Nahrung und insbesondere der darin enthaltenen Fette sorgt. Werden zu wenig Enzyme produziert, kann es zu Nährstoffmängeln, Resorptionsstörungen, Schmerzen und Durchfall kommen. Darum behandelt man seit Jahrzehnten verschiedene ernste Verdauungserkrankungen mit der ergänzenden Gabe von Verdauungsenzymen zu den Mahlzeiten. Erst in jüngster Zeit wurde jedoch der wissenschaftliche Nachweis erbracht, dass solche Nahrungssupplemente tatsächlich Symptome wie Krämpfe, Blähungen, Durchfall und Bauchschmerzen lindern können.

Funktionsweise: Nimmt man Verdauungsenzyme zu den Mahlzeiten ein, erhöht sich dadurch die Enzymkonzentration im Magen-Darm-Trakt, sodass die Nahrung effizienter verwertet werden kann. Das Enzym Lipase spaltet Fette, Amylase Kohlenhydrate und Protease Proteine, also Eiweiß, auf. Nimmt man ein entsprechendes Präparat zu fettreichen Speisen ein, reduziert sich dadurch die Neigung zu Blähungen, Gasbildung und Völlegefühl.[7] Verdauungsenzyme helfen RDS-Patienten, die Probleme mit der Fettverdauung haben. Sie unterstützen auch die Aufspaltung von Nahrungsmitteln, die häufig nicht gut vertragen werden, wie zum Beispiel Zwiebeln oder stark gewürzten Speisen, sodass diese keine Probleme mehr bereiten.

Klinische Wirkungen: Verdauungsenzyme wirken am besten gegen Beschwerden, die sich nach den Mahlzeiten verschlechtern, und zwar insbesondere nach dem Verzehr der gängigen Problem-Nahrungsmittel, etwa wenn man außer Haus isst und/oder stark gewürzte Speisen, Milch oder Milchprodukte, Kohl, Frittiertes, Paprika, Tomaten oder Zwiebeln zu sich nimmt. In klinischen Studien hat sich gezeigt, dass durch ihre Einnahme insbesondere in Verbindung mit solch kritischen Nahrungsmitteln Erscheinungen wie Krämpfe, Blähungen, Stuhldruck, Stuhlhäufigkeit, Durchfall und Bauchschmerzen reduziert werden können. Am besten funktionieren sie bei RDS-Patienten des Durchfalltyps (RDS-D).

Sicherheit: Nach der Einnahme von Verdauungsenzymen kommt es nur selten zu Nebenwirkungen, sodass diese als ausgesprochen sicher gelten. Am häufigsten berichtet wird von Kopfschmerzen, Schwindel, Bauchschmerzen und Blähungen, doch diese Erscheinungen treten in weniger als 6 Prozent der Fälle auf. Es liegen keine Daten zur Sicherheit während der Schwangerschaft vor, darum sollten Verdauungsenzyme in dieser Zeit vorsichtshalber nicht genommen werden.[8]

Dosierungsempfehlungen: In Studien hat sich der Einsatz von Enzymen tierischen Ursprungs in einer Dosierung von 8000 bis 24 000 USP (Standardeinheiten gemäß US-Arzneimittelbuch *United States Pharmacopeia*) Lipase pro Mahlzeit bewährt. Das entspricht etwa 1 bis 3 Kapseln oder Tabletten. Wenn Sie lieber auf Enzyme aus vegetarischen Quellen zurückgreifen, halten Sie sich am besten an die Dosierungsempfehlung auf der Packung, die im Allgemeinen bei etwa 1 bis 2 Kapseln oder Tabletten pro Mahlzeit liegt. Leider erschwert eine unübersichtliche Vielzahl von angebotenen Produkten die Wahl des geeigneten Präparats. Achten Sie darauf, dass Sie die empfohlene Menge an Lipase-Einheiten einnehmen und in Ihrem Präparat außerdem wenigstens die Enzyme Amylase und Protease enthalten sind.

Artischockenblätterextrakt
Die Artischocke *(Cynara scolymus)* ist eine im Mittelmeerraum beheimatete Pflanze, die bereits von den alten Griechen und Römern kultiviert wurde. Obwohl sie sich als Gemüse großer Beliebtheit erfreut, wurden die Blätter seit jeher in der Volksheilkunde als Mittel gegen Verdauungsbeschwerden eingesetzt, insbesondere bei Verdauungsschwäche (Dyspepsie) und Sodbrennen. Die moderne Forschung hat die positive Wirkung von Artischockenblättern gegen Dyspepsie bestätigt, und da diese oft mit Symptomen wie Durchfall, Verstopfung, Blähungen und Bauchschmerzen einhergeht, überrascht es nicht, dass damit auch in der Behandlung von RDS gute Ergebnisse erzielt werden.

Funktionsweise: Artischockenblätter wirken krampflösend und mindern damit die Krampfneigung im Magen-Darm-Trakt.[9] Außerdem regen sie die Produktion von Gallenflüssigkeit an.[10] Diese wird von der Gallenblase in das Verdauungssystem sekretiert, wo sie die Fettaufspaltung unterstützt. Dieser verdauungsfördernde Effekt könnte die symptomlindernde Wirkung erklären.

Klinische Wirkungen: Bei RDS-Patienten konnte mit dem Einsatz von Artischockenblättern eine Linderung von Bauchschmerzen, Bauchkrämpfen, Blähungen, Flatulenz, Durchfall und Verstopfung erreicht werden.[11, 12] Bei Menschen mit weniger spezifischen Verdauungsbeschwerden wie Fettunverträglichkeit, Dyspepsie und chronischer Verstopfung ließen sich damit signifikante Verbesserungen im Hinblick auf Übelkeit,

Bauchschmerzen, Appetitverlust, Verstopfung und Flatulenz erreichen.[13]

Sicherheit: Weniger als 1 Prozent der Behandelten berichten nach der Einnahme über leichte Flatulenz oder Hunger, doch diese Symptome verschwinden bei Reduzierung der Dosis. Abgesehen davon, sind keine Nebenwirkungen bekannt. Da Artischockenblatter die Produktion von Gallenflüssigkeit anregen, empfiehlt es sich, Rücksprache mit Ihrem Arzt zu halten, falls Sie ein Gallen- oder Leberleiden haben. Es liegen keine Daten zur Sicherheit während der Schwangerschaft vor, darum sollten Artischockenblätter in dieser Zeit vorsichtshalber nicht genommen werden. Wechselwirkungen mit pharmazeutischen Wirkstoffen sind nicht bekannt, wenn Sie Medikamente nehmen, sollten Sie sich dennoch vor der Einnahme zur Sicherheit an Ihren Arzt wenden.

Dosierungsempfehlungen: In klinischen Studien hat sich die Einnahme von 640 mg Artischockenblätterextrakt ein- bis dreimal täglich als am effizientesten erwiesen. Bei den meisten Präparaten entspricht dies 1 bis 3 Kapseln zwei- bis dreimal am Tag. Nehmen Sie zunächst zweimal täglich 320 mg und erhöhen Sie die Dosis bei Bedarf langsam. Nehmen Sie die Kapseln zu den Mahlzeiten mit etwas Wasser ein. Es kann sein, dass Sie sofort eine Wirkung spüren, die optimale Wirkung setzt jedoch erst nach 6 bis 8 Wochen regelmäßiger Einnahme ein.

Phytotherapeutika
Heilpflanzen – sogenannte Phytotherapeutika – finden seit Jahrtausenden in der Medizin breite Verwendung, und daran hat sich bis heute nichts geändert. Sie enthalten eine komplexe Mischung von bioaktiven Substanzen, was sie von chemischen Arzneimitteln unterscheidet, die in der Regel einen einzigen

Wirkstoff mit sehr spezifischer Wirkung enthalten. In der traditionellen Phytotherapie werden oft mehrere Heilpflanzen kombiniert, um die Wirksamkeit noch zu erhöhen.[14]

In mehreren neueren Studien haben sich verschiedene Heilpflanzen aus unterschiedlichen traditionellen Kulturen als vorteilhaft für eine gesunde Verdauung erwiesen: Schleifenblume *(Iberis amara)*, Pfefferminze *(Mentha piperita)*, Kamille *(Anthemis nobilis)*, Süßholz *(Glycyrrhiza glabra)*, Engelwurz *(Angelica archangelica)*, Kümmel *(Carum carvi)*, Milchdistel *(Silybum marianum)*, Melisse *(Melissa officinalis)*, großes Schöllkraut *(Chelidonium majus)*, Pfingstrose *(Paeonia laterifolia)*, Zimt *(Cinnamomum zeylanicum)*, Jujube-Beeren *(Ziziphus jujube)*, Ingwer *(Zingiber officinale)*, ein chinesisches Kraut namens Cangzhu *(Atractylodes lancea)*, Orangenschale und Fang-Feng-Wurzel *(Ledbouriella divaricata)*, Minze *(Mentha longifolia)* und knolliges Zyperngras *(Cyperus rotundus)*. Ebenfalls wirksam – vielleicht sogar noch wirksamer – sind die von professionellen Phytotherapeuten speziell zusammengestellten Mischungen.[15-19]

Funktionsweise: Aufgrund ihrer Komplexität haben Phytotherapeutika eine breit gefächerte Wirkung auf das gastrointestinale System, was sie ideal für die Behandlung von RDS macht, dessen Symptome oft die vielfältigsten Ursachen haben. Forschungen haben gezeigt, dass phytotherapeutische Mischungen schmerzlindernd und krampflösend wirken, die Magen-Darm-Passage unterstützen und sich darum positiv auf Durchfall und/oder Verstopfung auswirken, die Magensäureproduktion regulieren und so einer Dyspepsie entgegenwirken und entzündungshemmende Eigenschaften haben.[20]

Klinische Wirkungen: Wissenschaftliche Studien deuten darauf hin, dass phytotherapeutische Mischungen bei manchen Patienten einen guten symptomlindernden Effekt haben. Bei Beschwerden wie Blähungen, dem Gefühl der unvollständigen Entleerung, Unregelmäßigkeiten im Stuhlgang (Verstopfung, Durchfall oder beides), Spannungs- und Völlegefühl sowie Bauchschmerzen haben sich Besserungen gezeigt, und zwar in der Regel innerhalb von etwa vier Wochen.[21, 22] Und auch die Lebensqualität insgesamt konnte gesteigert werden.

Sicherheit: Pflanzenheilmittel können im Allgemeinen gefahrlos auch auf lange Sicht eingenommen werden. Nebenwirkungen scheinen sehr selten aufzutreten. Dazu gehören unter anderem Bauchkrämpfe und -schmerzen, Verstopfung, Durchfall, Schwindel, Übelkeit und Hautausschläge. Wenn Sie verschreibungspflichtige Medikamente nehmen, sprechen Sie vor Behandlungsbeginn mit Ihrem Arzt oder Phytotherapeuten. Und da die Sicherheit mancher Phytotherapeutika nicht ausreichend nachgewiesen ist, empfiehlt es sich, sie während der Schwangerschaft vorsichtshalber nicht einzunehmen.[23]

Dosierungsempfehlungen: Die empfohlene Standarddosierung ist von Heilmittel zu Heilmittel verschieden, doch in der Regel werden diese dreimal täglich eingenommen. Es empfiehlt sich, sich von einem Phytotherapeuten beraten und die entsprechenden Mittel verordnen zu lassen. Alternativ hierzu können Sie auch im örtlichen Reformhaus, der Drogerie oder Apotheke qualitativ hochwertige Präparate bekommen. Beachten Sie die Anweisungen auf der Packung bzw. die Empfehlungen Ihres Therapeuten. Die Mittel können sofort wirken, normalerweise aber stellt sich die optimale Wirkung bei täglicher Einnahme erst innerhalb von zwei bis drei Wochen ein und verstärkt sich mit der Zeit.

Aloe-vera-Saft

Die lanzettförmigen Blätter der Aloe-vera-Pflanze enthalten ein Gel, das seit Jahrtausenden zu Heilzwecken genutzt wird, erst in Ägypten und Mesopotamien und inzwischen in der ganzen Welt. Aus diesem Gel wird ein Saft hergestellt, der wegen seiner verdauungsfördernden Wirkung vor allem bei Verstopfung getrunken wird. Das arabische Wort *alloeh* bedeutet »glänzende bittere Substanz« und bezieht sich auf das bittere gelbe Sekret, das in der Blattschicht unterhalb der grünen Rinde abgesondert wird. Es enthält den Wirkstoff Aloin, der für die abführende Wirkung der Aloe vera verantwortlich ist. Mithilfe von Kohlenfiltern oder durch Ernte und Verarbeitung von Hand stellt man jedoch einen Saft her, der nur das sanfte, lindernde, transparente Gel aus dem Blattinneren enthält.

Funktionsweise: Das transparente Gel des Aloe-vera-Blatts wirkt erwiesenermaßen lindernd auf Entzündungen im Magen-Darm-Trakt, und es gibt erste Beweise für einen erfolgreichen Einsatz bei RDS-Patienten.[24] Eine positive Wirkung auf die Darmgesundheit durch die Reduktion von pathogenen Keimen und Fäulnisprozessen sowie eine gesteigerte gastrointestinale Motilität, Verdauungs- und Resorptionsrate sind ebenfalls beobachtet worden.[25]

Klinische Wirkungen: Bisher gibt es erst eine abgeschlossene klinische Untersuchung zur Wirkung von Aloe vera bei RDS, und in dieser wurde eine Symptomlinderung nach einmonatiger Behandlung festgestellt. Patienten des Durchfalltyps (RDS-D) sprachen positiver auf die Behandlung an: Bei 43 Prozent der Probanden stellte sich durch die Behandlung mit Aloe vera eine Besserung ein, gegenüber 22 Prozent in der Placebo-Gruppe. Besonders auf Schmerzen und die Stuhlregelmäßigkeit wirkte sich die Behandlung vorteilhaft aus.[26]

Sicherheit: In klinischen Studien hat sich gegenüber dem Einsatz von Placebos keine erhöhte Häufung von Nebenwirkungen ergeben, zu denen jedoch leichte Übelkeit oder Blähungen gehören. Aloe vera kann die Blutzuckerwerte verbessern. Falls Sie also Diabetes-Medikamente nehmen, sollten Sie vor der Anwendung mit Ihrem Arzt Rücksprache halten. Ansonsten sind keine Wechselwirkungen mit pharmazeutischen Wirkstoffen bekannt. Man weiß jedoch seit Längerem, dass Aloe vera während der Schwangerschaft nicht eingesetzt werden sollte.

Dosierungsempfehlungen: In Studien wurde mit einer Dosis von 50 ml Saft viermal täglich gearbeitet. Nehmen Sie nur den aloinfreien Saft aus dem Blattinneren, um eine abführende Wirkung zu vermeiden. Der Effekt stellte sich in den Untersuchungen nach einem Monat ein, wobei nach weiteren drei Monaten eine nochmalige Wirkungssteigerung beobachtet wurde. In einer klinischen Studie an RDS-Patienten wurde jedoch mit einer praktischeren Dosierung gearbeitet: Hier bekamen die Probanden zweimal täglich 100 ml, und das mit gutem Erfolg.

Schritt 2: Gute Darmbakterien züchten

Die bakterielle Darmflora von RDS-Patienten unterscheidet sich von derjenigen gesunder Menschen, und man geht davon aus, dass dies eine der Hauptursachen für das Entstehen von Symptomen wie Bauchschmerzen und Unbehagen im Bauchraum, Unregelmäßigkeiten im Stuhlgang, Blähungen und Aufgeblähtheit sowie Ängsten und Depressionen ist.[27] Unterstützt wird diese These dadurch, dass die Verbesserung der bakteriellen Balance durch Prä- und Probiotika zu einer Linderung von Beschwerden führt.

Bei Schritt 2 des 5-Schritte-Plans geht es darum, die bakterielle Darmflora mithilfe von Prä- und Probiotika sowie natürlichen, die Besiedlung mit erwünschten Bakterien fördernden Nahrungsmitteln rasch zu stärken. Auf diese Weise können Sie Ihre Beschwerden reduzieren und gleichzeitig gegen eine der Hauptursachen Ihrer Verdauungsprobleme vorgehen: pathogene Keime.

Probiotika
Der Begriff Probiotikum leitet sich vom Lateinischen *pro* = »für« und dem griechischen *bios* = »Leben« ab. Wörtlich übersetzt bedeutet Probiotikum also »für das Leben«. Wir haben es hier mit lebenden Bakterien zu tun, die dem Körper als Nahrungsergänzung oder in fermentierten Lebensmitteln wie Joghurt zugeführt werden.

1907 gelang dem Nobelpreisträger Ilja Iljitsch Metschnikow erstmals der Nachweis, dass fermentierte Milch, die Milchsäurebakterien enthielt, einen positiven Einfluss auf die menschliche Darmflora hat. Und obwohl Wissenschaft und Medizin erst in den letzten Jahrzehnten begonnen haben, sich ernsthaft für sie zu interessieren, nehmen sie heute in der Behandlung bestimmter Krankheiten eine wichtige Stellung ein.

Probiotika haben sich bei RDS bewährt, wenn auch nicht alle Mittel bei jedem Symptom gleichermaßen wirksam sind. Aus dem nachfolgenden Überblick können Sie entnehmen, welche Probiotika sich in klinischen Studien bei welchen Beschwerden als besonders effizient erwiesen haben und in welchen Fällen ihr Einsatz den größten Erfolg verspricht.[28-30]

Symptomlindernde Probiotika im Überblick

Bakterienstamm	Spezieller Nutzen
Bifidobacterium infantis 35624	Führt insgesamt zu einer Symptomlinderung, insbesondere bei Schmerzen, Blähungen, unvollständiger Darmentleerung und Flatulenz.
Lactobacillus plantarum 299V	Führt insgesamt zu einer Symptomlinderung, insbesondere im Hinblick auf Stuhlhäufigkeit, Blähungen, unvollständige Darmentleerung und Bauchschmerzen.
Multistrain-Probiotikum mit vier Bakterien: Lactobacillus acidophilus CUL 60 (NCIMB 30157) Lactobacillus acidophilus CUL 21 (NCIMB 30156) Bifidobacterium lactis CUL 34 (NCIMB 30172) Bifidobacterium bifidum CUL 20 (NCIMB 30153)	Signifikante Verbesserungen auf der Symptomschwere-Skala und in den Bewertungen für Lebensqualität, schmerzfreie Tage und Zufriedenheit mit der Verdauung.
Escherichia coli DSM 17252	Führt insgesamt zu einer Symptomlinderung, insbesondere bei Bauchschmerzen.
Multistrain-Probiotikum mit acht Bakterien: Lactobacillus paracasei, Lactobacillus plantarum, Lactobacillus acidophilus, Lactobacillus delbrueckii (subsp. bulgaricus), Bifidobacterium longum, Bifidobacterium breve, Bifidobacterium infantis und Streptococcus thermophilus	Lindert Blähungen und Flatulenz, jedoch keine anderen Symptome.
Bifidobacterium lactis DN-173 010	Reduziert Blähungen, Schmerzen, Stuhldrang und -häufigkeit, jedoch nur bei RDS des Verstopfungstyps (RDS-O).
Saccharomyces boulardii	Kann Durchfall oder häufigen, breiigen Stuhlgang regulieren.

Wann setzt die Wirkung ein?
4 Wochen
4 Wochen
8 Wochen
4 bis 8 Wochen
6 bis 8 Wochen
4 bis 6 Wochen
4 Wochen

Wenn Sie Probiotika nehmen möchten, beachten Sie die Dosierungsempfehlungen auf der Packung oder die Anweisungen Ihres Arztes und nehmen Sie sie mindestens vier Wochen lang täglich ein, um zu sehen, ob sich Ihre Symptome bessern. Wenn Sie eine positive Wirkung spüren, können Sie das gewählte Produkt gegebenenfalls langfristig einnehmen. Sollte ein bestimmtes Präparat nicht wirken, probieren Sie ein anderes aus, um zu sehen, ob es bei Ihnen besser funktioniert.[31]

Für die Wirksamkeit der oben genannten Probiotika-Stämme liegen belastbare Beweise vor, und sie sind im Allgemeinen in den meisten Ländern leicht zu finden und erhältlich. Bei Präparaten, die in der Aufstellung fehlen, empfiehlt es sich, sich vom Hersteller Wirksamkeitsnachweise vorlegen zu lassen. Auch Probiotika, die hier nicht erwähnt sind oder zu denen keine Studien vorliegen, könnten durchaus helfen. Es lohnt sich also, verschiedene Präparate auszuprobieren.

Sicherheit: Probiotische Nahrungsmittel gelten im Allgemeinen als ausgesprochen sicher. Nur selten kommt es zu leichten Nebenwirkungen, die sich zudem kaum von denen unterscheiden, wie sie nach der Einnahme von Placebos auftreten. Manche Probiotika können jedoch eine Symptomverschlechterung bewirken. Es ist darum ratsam, wissenschaftlich getestete Produkte zu verwenden. Manchmal werden die Präparate mit Joghurt versetzt, wogegen nichts einzuwenden ist; meiden sollten Sie diese nur, wenn Sie Milchprodukte nicht vertragen. Probiotika können bedenkenlos parallel zu einer medikamentösen Behandlung und während der Schwangerschaft eingesetzt werden.

Präbiotika

1978 wiesen japanische Forscher erstmals nach, dass bestimmte Arten von Ballaststoffen eine positive Veränderung im bakteriellen Ökosystem des Darms bewirken.[32] Man führte dafür die Bezeichnung Präbiotika ein, und das Besondere an ihnen ist, dass der Mensch sie nicht selbst verdaut und als Energielieferanten nutzt. Dies tun vielmehr die erwünschten Bifidobakterien, die sich von ihnen ernähren und sich mit ihrer Hilfe zahlenmäßig vermehren, was sich in vielerlei Hinsicht positiv auf den Darm und die Gesundheit im Allgemeinen auswirkt.

Da Bifidobakterien auf vielfältige Weise zur Aufrechterhaltung einer gesunden Verdauung beitragen und ihre Population bei RDS-Patienten oft reduziert ist, erscheint der Einsatz von Präbiotika hier besonders vielversprechend. Es gibt experimentelle Belege dafür, dass sie eine Reihe von tieferen Ursachen positiv beeinflussen, unter anderem die gastrointestinale Verweildauer, Schmerzüberempfindlichkeit, Dünndarmfehlbesiedlung und übermäßige Gärung und Gasbildung. Zwei klinische Studien kamen zu dem Ergebnis, dass Präbiotika eine signifikante Verbesserung von Verdauungsbeschwerden bewirken.[33-35]

Symptomlindernde Präbiotika im Überblick

Art von Präbiotikum	Spezieller Nutzen	Empfohlene Dosis	Wann setzt die Wirkung ein?
Galactooligosaccharide	Führen insgesamt zu einer Symptomlinderung, insbesondere im Hinblick auf Stuhlkonsistenz, Flatulenz und Blähungen.	3,5 g täglich	Bis zu 4 Wochen
Kurzkettige Fructooligosaccharide	Reduzieren die Häufigkeit und Intensität von Symptomen wie Blähungen, Schmerzen, Pressen und unvollständige Darmentleerung.	5 g täglich	Bis zu 4 Wochen

Es wird dringend empfohlen, sich an die Dosierungsempfehlungen zu halten, da größere Einnahmemengen die Symptome verschlimmern können. Bei den oben angegebenen Dosierungen ist das Auftreten von Problemen jedoch unwahrscheinlich. Es gibt viele weitere Präbiotika, die Sie ausprobieren können (z. B. Inulin, langkettige Fructooligosaccharide und verschiedene Ballaststoffmischungen), wobei Sie eine Einnahmemenge von 5 Gramm täglich nicht überschreiten sollten. Bedenken Sie aber, dass deren Einsatz nicht gründlich erforscht ist und sie womöglich nichts bringen oder sogar zu einer Symptomverschlechterung führen können.

Sicherheit: Während der ersten Tage der Einnahme von Präbiotika kommt es häufig zu einer Verstärkung gastrointestinaler Symptome, vor allem von Durchfall, Blähungen, Bauchschmerzen und Übelkeit. Treten solche Beschwerden in milder Form auf, setzen Sie die Behandlung mehrere Tage lang fort, um zu sehen, ob sie verschwinden, was in der Regel der Fall ist. Bleiben sie bestehen, setzen Sie das Präparat am besten ab und probieren stattdessen ein Probiotikum. Reagieren Sie überempfindlich auf Milch und Milchprodukte, sollten Sie Transgalactooligosaccharide lieber meiden, da diese aus Milch gewonnen werden. Präbiotika können bedenkenlos parallel zu einer medikamentösen Behandlung und während der Schwangerschaft eingenommen werden.

Natürliche Nahrungsmittel
Gesundes Essen tut uns und unseren Darmbakterien gleichermaßen gut. Eine kalorienreiche Ernährung mit einem hohen Anteil an Raffinadezucker, Fett und Eiweiß (etwa in Fertiggerichten, Süßigkeiten und Erzeugnissen, die viel tierisches Fett enthalten) kann zur vermehrten Besiedlung des Darms mit pathogenen Bakterien führen, während der Verzehr von vielen komplexen Kohlenhydraten (aus Vollkornprodukten, Obst und Gemüse) nicht nur den Anteil an schädlichen Keimen senkt, sondern gleichzeitig den an erwünschten Bifidobakterien erhöht.[36] Neben einer allgemein gesunden Ernährung haben sich eine Reihe von Lebensmitteln als bifidoförderlich erwiesen.

Äpfel: Der Verzehr von zwei Äpfeln täglich kann innerhalb von nur sieben Tagen den Anteil an Bifidobakterien signifikant erhöhen und auch die Besiedlung mit anderen erwünschten Darmkeimen wie dem Lactobacillus fördern.[37] Manche Menschen vertragen sie jedoch weniger gut, und am Anfang des 5-Schritte-Plans sollten Sie sie lieber meiden.

Bananen: In einer Studie zeigte sich bei Frauen, die über eine Zeitspanne von einem Monat hinweg zweimal täglich vor dem

Essen eine Banane verzehrten, ein leichter Anstieg der erwünschten Bifidobakterien und ein signifikanter Rückgang von Blähungen, an denen die Probandinnen bei Studienbeginn beinahe täglich litten. Die Beschwerdehäufigkeit und -schwere wurde halbiert.[38]

Heidelbeeren: Heidelbeeren enthalten einen hohen Anteil an Polyphenolen, die wie Ballaststoffe eine präbiotische Wirkung entfalten und sich positiv auf die bakterielle Darmflora auswirken. In einer Studie konnte durch das tägliche Trinken eines Wildbeerensafts (die Dosis entsprach 175 Gramm frischen Früchten) innerhalb von sechs Wochen die Anzahl der Bifidobakterien im Darm verdoppelt werden.[39] Dunkle Trauben können eine ähnliche Wirkung haben.[40]

Kakao: Wie Heidelbeeren ist auch Kakao reich an Polyphenolen und hat einen natürlichen präbiotischen Effekt. Bei Probanden, die täglich vier Wochen lang einen Kakao aus dunkler Schokolade tranken, konnte innerhalb von vier Wochen ein signifikanter Anstieg der Bifidobakterien- und Lactobacillus-Populationen verzeichnet werden, und die Zahl an potenziell pathogenen Clostridium-Keimen ging zurück.[41]

Grüner Tee: Grüner Tee ist vollgepackt mit Polyphenolen und kann der bakteriellen Darmflora ebenfalls einen positiven Schub geben. In einer Studie zeigte sich, dass die Keime durch das Trinken von vier Tassen täglich innerhalb von zehn Tagen in Balance gebracht und der relative Anteil an Bifidobakterien erhöht werden konnten.[42]

Vollkorngetreide: Vollkorngetreide enthält mehr Ballaststoffe und ist darum gut für die bakterielle Darmflora. In Studien konnte mit einem Frühstück aus Vollkorn-Cerealien im Vergleich zu Cerealien aus geschältem Korn eine signifikante Vermehrung der Bifidobakterien bewirkt werden.[43, 44]

Tun Sie sich und Ihren Bakterien also etwas Gutes und nehmen Sie solche gesundheitsförderlichen Nahrungsmittel regelmäßig zu sich. Die Vorteile gegenüber handelsüblichen Präbiotika liegen darin, dass Nahrungsmittel relativ preiswert und absolut natürlich sind, ausgezeichnet schmecken und – vielleicht mit Ausnahme von Vollweizen – kaum zu einer Verschlechterung Ihrer Symptome führen dürften.

Vielleicht beginnen Sie im Hinblick auf eine kurzfristige Besserung Ihrer Beschwerden zunächst mit einem präbiotischen Nahrungsergänzungsmittel und räumen den genannten Lebensmitteln parallel dazu mehr und mehr Platz auf Ihrem täglichen Speiseplan ein. Beachten Sie jedoch, dass diese zwar förderlich für Ihre Gesundheit sind, eine spezifische Wirkung gegen Darmbeschwerden jedoch wissenschaftlich nicht nachgewiesen ist. Bei Pro- und Präbiotika können Sie darum mit größerer Sicherheit von einem Behandlungserfolg ausgehen.

Schritt 3: Die Darmnerven beruhigen

Weil das zentrale Nervensystem die gastrointestinale Funktion unmittelbar beeinflusst, tragen unsere Stimmungen und die Art und Weise, wie wir mit Stress umgehen, zu Verdauungssymptomen bei. Und was nicht übersehen werden sollte: An Verdauungsbeschwerden zu leiden ist selbst eine Belastung, die Betroffenen stark zusetzen kann. Die hierdurch ausgelöste Stressreaktion schlägt aufs Gemüt und beeinträchtigt die Fähigkeit, die Krankheit zu bewältigen. Entspannung und Mind-Body-Therapien können helfen, den Stresskreislauf zu durchbrechen, emotionale wie gastrointestinale Symptome zu lindern und die Lebensqualität insgesamt zu verbessern.

Schritt 3 des 5-Schritte-Plans verfolgt das Ziel, durch das Erlernen von drei einfachen, effizienten Techniken zur Entspannung und zum Abbau von physischer Anspannung den Stress in Darm und Nervensystem zu reduzieren. Im Einzelnen geht es darum:

1. mithilfe der Bauchatmung schnell eine Entspannungsreaktion im Nervensystem hervorzurufen, um Stress abzubauen und eine gesunde Verdauung zu fördern.
2. mit Meditation emotionale und physische Stresssymptome langfristig zu reduzieren.
3. mithilfe eines Tagebuchs den Situationen auf die Spur zu gehen, die Ihnen Probleme bereiten, um mit diesen effizienter umgehen zu lernen.

Zu erkennen, welchen Einfluss Stress auf Sie ausübt und wie Sie darauf reagieren, kann helfen, flexiblere Möglichkeiten des Umgangs mit Ihren Beschwerden zu entwickeln.[45]

1. Bauchatmung
Bauchatmung, auch Zwerchfellatmung genannt, ist eine wirksame Möglichkeit, um im Nervensystem eine Entspannungsreaktion auszulösen und auf diese Weise Stress abzubauen. Die Technik ist einfach und bringt den Körper sehr schnell in eine entspannte Haltung, was mit der Zeit zur Lösung von Spannungen und Erschöpfungszuständen führt. Machen Sie diese Übung am Anfang dreimal täglich etwa 10 bis 15 Minuten lang jeweils vor dem Essen. Wenn Sie möchten, können Sie nach einem Monat auf zweimal täglich reduzieren. Gehen Sie folgendermaßen vor:

> Suchen Sie sich einen Platz, an dem Sie bequem sitzen oder liegen können. Nehmen Sie die Füße etwas auseinander, legen Sie eine Hand in Nabelnähe auf den Bauch und die andere auf die Brust.
> Atmen Sie die Luft in Ihrer Lunge sanft durch den Mund aus, und atmen Sie dann langsam bis vier zählend durch die Nase wieder ein. Der Bauch darf sich leicht heben, während Sie sich auf den Atem konzentrieren. Stellen Sie sich während des Einatmens vor, wie Ihr ganzer Körper von warmer Luft umströmt wird. Halten Sie den Atem mindestens bis vier und höchstens bis sieben zählend an.
> Atmen Sie langsam bis acht zählend durch den Mund aus. Spannen Sie die Bauchmuskeln leicht an, bis alle Luft aus der Lunge entwichen ist.
> Wiederholen Sie dieses tiefe Ein- und Ausatmen insgesamt fünfmal. Am Anfang schaffen Sie es vielleicht nur ein- bis zweimal.
> Sobald Sie sich daran gewöhnt haben und es sich gut für Sie anfühlt, so tief in den Bauch zu atmen, brauchen Sie die Hände nicht mehr auf Bauch und Brust zu legen.

2. Täglich meditieren

Regelmäßiges Meditieren kann zur körperlichen und geistigen Entspannung führen, Stress reduzieren und die emotionale Stabilität verbessern.[46] Die Gehirnwellenaktivität wird entspannter, die kognitiven Funktionen werden verbessert und emotionale wie physische Stresssymptome werden abgebaut.[47] Führen Sie die im Folgenden beschriebene einfache Meditationsübung einmal täglich durch. Das Üben am Morgen oder späten Abend hat sich im Allgemeinen als günstig erwiesen, aber Sie können auch jeden anderen Zeitpunkt wählen, Hauptsache, Sie sind ein paar Minuten lang ungestört. Gehen Sie folgendermaßen vor:

> Setzen Sie sich bequem hin. Versuchen Sie, jeden Tag am selben Platz zu sitzen, und vermeiden Sie Positionen, in denen Sie einschlafen könnten. Sitzen Sie so, dass Ihr Rücken gestreckt und aufrecht ist, ohne sich anzulehnen. Die Schultern sind locker und dürfen nach unten sinken; der Hals ist gerade; das Kinn weist weder nach oben noch nach unten, und das Gesicht ist entspannt.
> Atmen Sie (vorzugsweise durch die Nase). Spüren Sie, wie sich Ihr Bauch hebt, wie sich der Brustkorb weitet und wie sich die Schlüsselbeine und Schultern mit dem Einatmen leicht heben. Spüren Sie in das Ausatmen hinein.
> Konzentrieren Sie sich auf einen Aspekt der Atmung: Wie die Luft durch die Nasenlöcher ein und wieder ausströmt; wie sich der Bauch hebt und senkt. Und denken Sie an diesen einen Aspekt der Atmung. Wenn Ihre Gedanken zu wandern beginnen, führen Sie Ihre Aufmerksamkeit sanft zur Atmung und dem von Ihnen gewählten Aspekt zurück. Tun Sie dies, wann immer es nötig ist. Es gibt keine gute oder schlechte Meditation (»gut« und »schlecht« sind Wertungen – nehmen Sie sie einfach zur Kenntnis, und kehren Sie dann zu Ihrer Atmung zurück).

Beginnen Sie mit 5 bis 10 Minuten und steigern Sie die Dauer Ihrer Meditation allmählich bis auf 30 Minuten.

3. Notieren und Reflektieren

Wer an chronischen Verdauungsbeschwerden leidet, für den ist es manchmal nicht ganz einfach, noch objektiv zu beurteilen, wie schlimm die Symptome an einem bestimmten Tag sind und wie manche Ereignisse und Situationen die Schwere der gastrointestinalen Beschwerden beeinflussen. Mithilfe eines Symptom-Tagebuchs können Sie eine klarere Vorstellung von den

Schwankungen Ihrer Symptome gewinnen und den Belastungsmomenten auf die Spur kommen, die eine Rolle im Krankheitsgeschehen spielen könnten. Übertragen Sie das nebenstehend abgebildete Formular in ein liniertes Heft und führen Sie drei Monate lang täglich so präzise wie möglich Buch über Ihre Beschwerden.

Bewerten Sie jeweils am Tagesende die Schwere jedes der genannten Symptome auf einer Skala von 1 bis 10, wobei die 1 für sehr leicht und die 10 für sehr stark steht. Notieren Sie etwaige Medikamente oder natürliche Nahrungsergänzungsmittel, die Sie zur Linderung akuter Beschwerden eingenommen haben. Wenn es besser in Ihren Plan passt, können Sie das Tagebuch auch jeweils am nächsten Morgen rückblickend auf den vergangenen Tag führen.

Nutzen Sie die gegenüberliegende, freie Tagebuchseite, um sich täglich folgende Fragen zu beantworten:

1. Hat es an diesem Tag eine Situation gegeben, die Ihnen Stress bereitet hat?
2. Was für ein Ereignis war das?
3. Welche Gefühle hatten Sie in dieser Situation?
4. Welche körperlichen Empfindungen haben Sie in der Situation gespürt?
5. Haben Sie eine Veränderung Ihrer Symptome gespürt, während das Ganze passiert ist?

Schauen Sie sich am Ende einer jeden Woche an, ob ein Zusammenhang zwischen der im Symptom-Tagebuch notierten Schwere Ihrer Beschwerden und Ihren Antworten zu erkennen ist. Auf diese Weise kristallisieren sich die Situationen oder Ereignisse heraus, durch die sich Ihre Beschwerden verschlimmern, und Sie können Schritte ergreifen, um diese zu verändern oder optimaler darauf zu reagieren.

Symptom-Tagebuch

	0	1	2	3	4	5	6	7	8	9	10	
	NULL	LEICHT			MODERAT			STARK		SEHR STARK		
	Schmerzen, Krämpfe oder Unbehagen	Weicher Stuhl, plötzlicher Stuhldrang oder Durchfall	Pressen oder Verstopfung		Blähungen oder Aufgeblähtheit			Übermäßige Flatulenz (abgehende Darmwinde)		Angst und/oder Depression		Erschöpfung oder Müdigkeit
Montag												
Dienstag												
Mittwoch												
Donnerstag												
Freitag												
Samstag												
Sonntag												

Schritt 4: Setzen Sie Ihre Verdauung auf Diät

Nahrungsmittel, die potenziell problematisch sind, vorübergehend ganz aus dem Speiseplan zu streichen stellt eine einfache Möglichkeit dar, den Körper rasch von etwaigen Unverträglichkeiten zu entlasten und auf diese Weise Beschwerden zu lindern. Anschließend ist vorgesehen, die kritischen Kandidaten einen nach dem anderen wieder einzuführen, um zu sehen, ob sie wirklich Beschwerden verursachen. Da die heute übliche industrielle Fertignahrung mit dem Entstehen von Verdauungssymptomen in Zusammenhang stehen könnte, ist eine gesunde Ernährung Teil des Programms. Ziel ist, zunächst durch das Identifizieren etwaiger Nahrungsmittelunverträglichkeiten rasch zu einer Besserung der Beschwerden zu gelangen und parallel dazu an der langfristigen Etablierung gesunder, einer guten Verdauung zuträglichere Ernährungsgewohnheiten zu arbeiten.

Es geht zunächst darum, für eine klar begrenzte Zeit die wichtigsten der bekannten problematischen Nahrungssubstanzen wie Gluten und Laktose wegzulassen und sich auf diese Weise möglichst wenigen Stoffen auszusetzen, die Symptome verursachen könnten. Damit gönnen Sie Ihrem Verdauungsapparat eine Ruhepause. Nach vier Wochen führen Sie die Nahrungsmittel eins nach dem anderen wieder ein, um zu sehen, welche darunter womöglich Beschwerden auslösen. Bei dieser sogenannten Ausschlussdiät handelt es sich um eine allgemein anerkannte, erprobte Methode, um Nahrungsmittelunverträglichkeiten auf die Spur zu kommen.

Neben dem Ausschluss möglicher Unverträglichkeiten wird der Speiseplan generell einer Prüfung unterzogen, um den Verzehr von ungesundem Essen zu reduzieren. Eine typische moderne Kost mit ihrem hohen Anteil an industriell verarbeiteten Nahrungsmitteln, fettem Fleisch, fettreichen Milchprodukten, Zucker, weißem Getreide sowie Zusatzstoffen und wenig Obst, Gemüse, Vollkornprodukten, Hülsenfrüchten, Nüssen, Fisch und magerem Fleisch könnte an der Entstehung Ihrer Krankheit mit beteiligt sein. Gesund zu essen ist also ein wichtiger Schritt hin zur Beseitigung Ihrer Beschwerden. Die einzigen Nebenwirkungen, mit denen Sie rechnen müssen, sind der Abbau von Übergewicht, ein gesteigertes Wohlbefinden und ein geringeres Risiko, andere ernährungsbedingte Krankheiten zu bekommen.

Der Ernährungsplan gliedert sich in zwei Phasen: Phase 1: *Eliminieren und Umstellen* und Phase 2: *Essen und Nachspüren*.

Phase 1: Eliminieren und Umstellen
Phase 1 basiert auf einem Vierwochenplan mit fünf Grundregeln, um die wichtigsten problematischen Nahrungsmittel wie Gluten, Milch und Milchprodukte, Laktose sowie stark kohlenhydrat- oder fetthaltige Speisen zu *eliminieren* und Ihre Ernährung insgesamt so *umzustellen,* dass sie eine ausgewogene Mischung aller Nährstoffe erhält und wirklich gesund ist. Diese Phase ist mit gewissen Einschränkungen verbunden und bedarf der sorgfältigen Planung und Vorbereitung. Sie müssen sich jeden Tag darüber Gedanken machen, was genau Sie essen werden, und sehr bewusst einkaufen.

Besondere Achtsamkeit ist gefragt, wenn Sie außer Haus essen. Auch hier müssen Sie planen und gegebenenfalls Ihr Essen selbst mitbringen. Es kommt entscheidend darauf an, nur die Dinge zu essen, die in den folgenden Tabellen empfohlen sind. Führen Sie sich aber vor Augen, dass Sie nach Abschluss von Phase 2 wieder freier wählen können, was auf Ihren Teller gelangt.

Regel 1: Essen Sie zu den meisten Mahlzeiten mageres Eiweiß

Essen Sie nach Möglichkeit zu jeder Mahlzeit (zwei- bis dreimal täglich) ein Lebensmittel mit einem hohen Anteil an magerem Eiweiß. Fette tierischen Ursprungs sind eine wichtige Ursache von Beschwerden, sodass es maßgeblich darauf ankommt, jeweils zu den mageren Sorten zu greifen.

Es ist eine gute Idee, während der Ernährungsumstellung ein Tagebuch zu führen und zu notieren, was Sie jeden Tag essen. Nehmen Sie sich fünf Minuten Zeit, um alles in ein Heft einzutragen. Der kleine Aufwand lohnt sich, denn er erlaubt es Ihnen, genauer zu planen, Ihre Erfahrungen zu reflektieren und die Umstellung besser zu meistern. Nach etwa einem Monat werden Sie merken, dass Sie nichts mehr aufschreiben müssen.

LEBENSMITTEL MIT HOHEM ANTEIL AN MAGEREM EIWEISS
(Durchschnittliche Portionsgröße = 90 bis 100 g, gegart)

PHASE 1
Fisch, Meeresfrüchte
Lamm, mager
Geflügel: Huhn (nur Brust), Pute
Rind, sehr mager
Schwein, mager

ERLAUBT NACH PHASE 2
Soja- oder Gemüseburger
Fettfreier Joghurt, natur
Hüttenkäse, fettfrei oder fettarm
Fettarmer Joghurt, natur
Ricotta, teilentrahmt oder fettfrei (3–4 Esslöffel)

Tofu (200 g)
Eier (2 ganze)
Tempeh
Mozzarella, teilentrahmt oder fettfrei (60 g)

Erst in Phase 2 sind die Lebensmittel erlaubt, die zu den häufigen Auslösern von Unverträglichkeiten gehören; Soja- oder Gemüseburger können Gluten oder Vollkorngetreide und Milchprodukte zu viel Laktose enthalten. Essen Sie diese erst, nachdem Sie sich in Phase 2 auf etwaige Unverträglichkeiten getestet haben.

Verzichten Sie bei der Wahl von eiweißreichen Lebensmitteln auf verarbeitete Produkte wie Speck, Salami oder Peperoni-Wurst, da diese Nitrate beinhalten, die im Darm toxische Substanzen erzeugen und der Gesundheit langfristig schaden können.

Wählen Sie beim Kauf von Fleisch magere Stücke, da der Verzehr von großen Mengen gesättigter Fette Blähungen, Aufgeblähtheit, Schmerzen und Durchfall verursachen kann. Am gesündesten sind Bioprodukte von Tieren aus Freilandhaltung (Fleisch, Geflügel, Soja, Milch und Milchprodukte sowie Eier), Grasfütterung (Fleisch) und Wildfang (Fisch).

Regel 2: Essen Sie viel Gemüse und etwas Obst
Gemüse und Obst sind ein außerordentlich wichtiger Bestandteil einer gesunden Ernährung. Manche Sorten sollten in den ersten vier Wochen dennoch gemieden werden, da sie Ihre Beschwerden verschlimmern könnten. Nach Phase 2 können Sie freier wählen. Versuchen Sie, zwei- bis dreimal täglich eine Portion zu essen.

GEMÜSE

(Durchschnittliche Portionsgröße = 1 große Kaffeetasse oder 50 Prozent des Tellers, gegart oder roh)

PHASE 1

Alfalfa (blaue Luzerne)

Fenchel*

Aubergine

Grüne Bohnen

Kopfsalat/gemischte Blattsalate: Romanasalat, rote und grüne Blattsalate, Endivien (Chicorée), Spinat, Rucola, Radicchio, Wasserkresse

Grüngemüse: Pak Choi, Mangold, Grünkohl, Spinat, Senfkraut oder Rote-Bete-Stängel und -Blätter

Bohnensprossen

Bambussprossen

Paprikaschoten

Zuckererbsen*

Brokkoli*

Erbsen*

Rosenkohl*

Radieschen

Kohl (alle Sorten)

Sellerie

Meeresgemüse (Algen usw.)

Zucchini

Zuckerschoten*

Gurke

Tomaten

Schnittlauch

Wasserkastanien

ERLAUBT NACH PHASE 2

Artischocken	Chicorée
Spargel	Pilze
Zwiebeln, Lauch, Schalotten, Knoblauch	Okra
Blumenkohl	

Die Gemüsesorten, die erst in Phase 2 erlaubt sind, enthalten mitunter zu viele präbiotische Ballaststoffe, die im Darm zu gären beginnen und damit zur Symptomverschlimmerung beitragen können. Beziehen Sie diese also erst in Ihren Speiseplan ein, nachdem Sie sich auf etwaige Unverträglichkeiten getestet haben. Von den mit Sternchen markierten Gemüsesorten können Sie bis zu einer halben Tasse täglich gegart oder roh essen.

In Phase 1 und 2 können Sie auch die verschiedensten Kräuter und Gewürze verwenden, zum Beispiel Zimt, Senf, Tamari-Sojasauce, Essig, Limetten- und Zitronensaft, frische oder getrocknete Kräuter, Pfeffer, Olivenöl mit Knoblauch, frische oder getrocknete Chilis und Ingwer.

Auch Obst ist wichtig für die gesunde Ernährung, aber wie bei Gemüse gibt es auch hier Sorten, die Ihre Beschwerden verschlimmern können und darum am Anfang gemieden werden sollten. Zwei Portionen täglich – aber auch nicht mehr – sollten Sie verzehren. Die Portionsgrößen entnehmen Sie der Tabelle.

OBST
(Durchschnittliche Portionsgröße wie angegeben)

PHASE 1

Aprikosen (3 mittelgroße)	Passionsfrucht (3 Stück)
Banane (1 mittelgroße)	Papaya (1/2 mittelgroße)
Beeren: Brombeeren, Heidelbeeren, Himbeeren, Preiselbeeren, Erdbeeren (1 Handvoll = 80 g)	Ananas (in Stücken, 1/2 Tasse)
Trauben (15 Stück)	Orange (1 große)
Cantaloupe-Melone (1/2 mittelgroße)	Pfirsiche, gelb (2 kleine)
Grapefruit (1 ganze)	Mandarinen (2 kleine)
Honigmelone (1/2 mittelgroße)	
Kiwis (2 bis 3 Stück)	

ERLAUBT NACH PHASE 2

Apfel (1 mittelgroßer)	Kaki oder Sharon-Frucht (1 mittelgroße)
Birne (1 mittelgroße)	Pfirsiche, weiß (2 kleine)
Mango (½ mittelgroße)	Wassermelone (in Stücken, 2 Handvoll)
Nektarine (2 kleine)	Kirschen (15 Stück)
Pflaumen (2 kleine)	Feigen, frisch (2 Stück)

Die Obstsorten, die erst in Phase 2 erlaubt sind, können zu viel Fruktose oder präbiotische Ballaststoffe enthalten, die bei manchen Menschen zur Symptomverschlimmerung beitragen. Beziehen Sie diese also erst in Ihren Speiseplan ein, nachdem Sie sich auf etwaige Unverträglichkeiten getestet haben.

Meiden Sie nach Möglichkeit Trocken- oder Dosenobst, da diese hohe Konzentrationen an natürlichem oder künstlich zugesetztem Zucker enthalten.

Regel 3: Legen Sie Wert auf gute Fette
Gute Speisefette in Lebensmitteln wie Fisch, Nüssen, Samen und kalt gepresstem Pflanzenöl wirken sich besonders positiv auf das Herz, die Haut, das Immunsystem, das Gehirn und das Verdauungssystem aus. Da fettreiche Speisen Ihre Symptome aber verschlimmern könnten, ist es wichtig, selbst bei diesen gesunden Varianten die Zufuhr auf ein verträgliches Maß zu reduzieren. Die Empfehlung lautet ganz allgemein, jeden Tag ein paar Nüsse und Samen sowie etwas Nussbutter zu verzehren (täglich etwa eine Portion = eine Handvoll). Walnüsse und Mandeln sind besonders gesund (Cashewnüsse und Pistazien enthalten einen hohen Anteil an gärfähigen Ballaststoffen und sind darum nicht empfehlenswert; sie können jedoch nach Phase 2 allmählich wieder eingeführt werden).

Verwenden Sie ausschließlich gesunde Öle: Zum Kochen ist kaltgepresstes Olivenöl in extra-vergine-Qualität am besten; für Salate sind kaltgepresstes Oliven-, Walnuss- oder Leinöl ideal. Bewahren Sie Salatöl an einem kühlen, dunklen Ort oder im Kühlschrank auf. Versuchen Sie, nicht mehr als zwei Portionen täglich zu verzehren. Angaben zu den empfohlenen Mengen finden Sie in der folgenden Tabelle.

NÜSSE UND SAMEN
(Durchschnittliche Portionsgröße wie angegeben)

Mandeln oder Haselnüsse (10–12 ganze Nüsse)

Pistazien, Sonnenblumen- oder Kürbiskerne, Sesamsamen (2 Esslöffel)

Walnüsse oder Pekannuss-Hälften (7–8 Stück)

Erdnüsse (18 Stück oder 1 Esslöffel)

Pinienkerne (2 Esslöffel)

GESUNDE FETTE UND ÖLE
(Durchschnittliche Portionsgröße = 1 Esslöffel (3 Teelöffel) oder wie angegeben)

Avocado (1/8 Frucht)

Mayonnaise (aus Rapsöl)

Leinöl (im Kühlschrank aufbewahren)

Oliven (8–10 Stück)

Zum Kochen Olivenöl extra vergine (vorzugsweise), Kokos- oder Rapsöl

Walnussöl (im Kühlschrank aufbewahren)

Hanföl (im Kühlschrank aufbewahren)

Regel 4: Essen Sie weniger kohlenhydratreiche Lebensmittel
Eine kohlenhydratreiche Ernährung wird mit Verdauungsbeschwerden in Zusammenhang gebracht, und in der Regel stellt sich Besserung ein, wenn die Zufuhr von Nahrungsmitteln wie Brot, Kleingebäck und Kuchen, Keksen, Pasta, Cerealien, Boh-

nen und anderen Hülsenfrüchten, Kartoffeln, Süßgetränken, Nachspeisen und Süßigkeiten reduziert wird. Da diese bei vielen Menschen einen Großteil der täglichen Kost ausmachen, fällt der Verzicht anfangs womöglich etwas schwer, dies legt sich aber allmählich, sobald sich die neuen Essgewohnheiten im Alltag etabliert haben.

Die Verzehrmenge der unten genannten Nahrungsmittel sollte bei zwei Portionen täglich liegen, von denen nur eine in Form von Getreide oder Getreideprodukten wie Reis, Quinoa oder Brot gewählt werden sollte. Wenigstens eine Portion sollte aus kohlenhydratreichem Gemüse wie Kürbis oder Karotten bestehen – es dürfen aber auch gern beide Portionen sein.

KOHLENHYDRATREICHE LEBENSMITTEL
(Durchschnittliche Portionsgröße = ½ Tasse, gekocht, oder wie angegeben)

PHASE 1

Amaranth

Reis: Basmati, brauner Reis, wilder Reis

Buchweizen

Maismehl, Polenta

Kohlrüben

Hafer: Haferflocken

Butternusskürbis

Hirse

Brot: glutenfrei (2 Scheiben)

Karotten (½ Tasse gekocht oder 2 mittelgroße roh)

Pastinake

Kartoffel

Kürbis

Quinoa

Süßkartoffel (½, gebacken)

Steckrübe

In 5 Schritten zur gesunden Verdauung

ERLAUBT NACH PHASE 2

Gerste	Hummus (50 g oder 4 Esslöffel)
Rote Bete	Weizen: Vollkornweizencracker (3 Stück), 100 Prozent Weizenvollkornbrot (1 bis 2 Scheiben)
Bulgur (Weizengrütze)	Roggen: Vollkornroggencracker (3 Stück), 100 Prozent Vollkornroggenbrot
Bohnensuppe (175 ml)	Dinkel: 100 Prozent Vollkorndinkelbrot (1 bis 2 Scheiben)
Zuckermais (½ Kolben)	Spalterbsen, Zuckererbsen, Linsen, Gartenerbsen (3 Esslöffel)

Bohnen: Kichererbsen, Pintobohnen, Kidneybohnen, schwarze Bohnen, Limabohnen, Cannellini-Bohnen, weiße Bohnen, Mungbohnen, fettfreie Bohnenpaste, grüne Bohnen, Sojabohnen (3 Esslöffel)

Zu den erst ab Phase 2 erlaubten kohlenhydratreichen Lebensmitteln gehören Bulgur, Gerste, Dinkel, Roggen und Weizen, die allesamt Gluten enthalten. Bei einer Glutenunverträglichkeit wird auch Hafer manchmal nicht vertragen, selbst wenn »glutenfrei« auf der Packung steht, sodass Sie diesen lieber auch weglassen sollten. Hülsenfrüchte wie Bohnen und Erbsen, Rote Bete und Mais enthalten große Mengen an präbiotischen Ballaststoffen oder Fruktose, die zu einer Symptomverschlechterung führen können.

Wenn Sie den Verdacht haben, Sie könnten an Zöliakie leiden oder eine Glutenunverträglichkeit haben, sollten Sie sich beim Arzt testen lassen, bevor Sie Gluten aus Ihrer Ernährung streichen. Tun Sie dies nämlich jetzt, verfälschen Sie damit die Ergebnisse, und der Test fällt negativ aus (= keine Zöliakie), weil ja die Glutenbelastung weggefallen ist.

Regel 5: Trinken Sie überwiegend Wasser
Das regelmäßige Trinken von Getränken wie Milch, Obstsaft und Softdrinks könnte Ihre Beschwerden wegen der darin enthaltenen großen Zuckermengen verstärken. Diese sollten darum unbedingt gemieden werden. Geben Sie Wasser oder Kräutertee den Vorzug. Versuchen Sie, täglich etwa 2 Liter (8 Gläser) gefiltertes Wasser einschließlich Tee oder Kaffee zu trinken.

GETRÄNKE
(Durchschnittliche tägliche Trinkmengen wie angegeben)

Gefiltertes Wasser (ca. 8 Gläser)	Kräutertee (2 bis 3 Tassen)
Grüner Tee (2 bis 3 Tassen)	Reis- oder Mandelmilch, ungesüßt (150 ml)
Schwarzer Tee (1 bis 2 Tassen)	

In 5 Schritten zur gesunden Verdauung

> **ERLAUBT NACH PHASE 2**
>
> Milch, entrahmt oder teilentrahmt, laktosefrei (150 ml)
>
> Sprudelwasser (1 Glas)
>
> Kaffee (1 bis 2 Tassen)
>
> Frisch gepresster Fruchtsaft (1 Glas)
>
> Kaffee-Ersatz (1 Tasse)
>
> Sojamilch, natur, ungesüßt (150 ml)

Die erst nach Phase 2 erlaubten Getränke enthalten konzentrierten Zucker wie Fruktose oder Laktose, die manchen Menschen Verdauungsbeschwerden bereiten. Kaffeeähnliche Produkte wie Zichorienwurzel können Gluten, Laktose oder präbiotische Ballaststoffe enthalten. Warten Sie hier also das Ergebnis der entsprechenden Unverträglichkeitstests ab.

Meiden Sie komplett alle Süßgetränke (Softdrinks), Diätgetränke (Diät-Softdrinks), Liköre, gesüßten Fruchtsäfte oder Fruchtnektare, Vitamin- und Sportgetränke. Diese verursachen aufgrund ihres hohen Gehalts an Zucker oder künstlichen Süßstoffen nicht nur Verdauungsprobleme, sondern sind insgesamt ungesund.

Wenn Sie Alkohol trinken, halten Sie sich an die gesundheitsverträglichen Mengenempfehlungen (maximal 1 bis 2 Standardgläser täglich). Alles, was darüber hinausgeht, kann zu einer Verstärkung von RDS-Symptomen führen.[48]

Wenn Sie eine oder mehr als eine Tasse Kaffee täglich trinken, reduzieren Sie die Menge in der ersten Woche allmählich, da ein plötzliches Absetzen des Koffeins zu Kopfschmerzen und Stimmungsschwankungen führen kann.

Sollten Sie Süßungsmittel verwenden, meiden Sie Fruktose, Agavendicksaft und Xylitol, und verwenden Sie stattdessen ganz normalen Haushaltszucker oder Ahornsirup.

Phase 2: Essen und Nachspüren
Nach der vierwöchigen Phase 1 beginnen Sie nun, problematische Lebensmittel zu *essen* und *nachzuspüren*, ob sie bei Ihnen Unverträglichkeitsreaktionen auslösen. Dazu achten Sie sorgfältig auf etwaige Veränderungen bei Ihren Beschwerden.

Nach Abschluss von Phase 1 führen Sie also die kritischen Nahrungsmittel eines nach dem anderen wieder ein, um zu sehen, ob sich Ihre Symptome dadurch verschlimmern. Führen Sie in den Tagen nach dem Verzehr genau Buch über deren Entwicklung. Neu oder erneut auftretende bzw. verstärkte Symptome haben wahrscheinlich mit dem jeweils wieder eingeführten Nahrungsmittel zu tun. Lassen Sie es wieder weg, um zu sehen, ob sich die Beschwerden daraufhin legen.

Hat sich anhand der in den vorangegangenen Kapiteln beschriebenen Testmethoden bei Ihnen bereits eine Nahrungsmittelunverträglichkeit herauskristallisiert, sodass Sie wissen, dass Ihnen eine bestimmte Substanz Probleme bereitet, brauchen Sie diese natürlich nicht noch einmal wiedereinzuführen. In dem Fall wissen Sie ja bereits um Ihre Überempfindlichkeit. Phase 2 dauert in der Regel 30 Tage. Wenn Sie nicht sämtliche der genannten Nahrungsmittel testen, verkürzt sie sich entsprechend.

Wie Phase 2 funktioniert:
1. Führen Sie alle drei Tage jeweils eine neue Nahrungsmittelgruppe wieder ein (siehe Anleitung auf der nächsten Seite).
2. Am Wiedereinführungstag sind mindestens drei Portionen des Lebensmittels in zwei bis drei separaten Mahlzeiten zu verzehren.
3. Kehren Sie nach dem Wiedereinführungstag zur Diät von Phase 1 zurück und notieren Sie alle etwaigen Veränderungen im Hinblick auf Ihre Beschwerden.
4. Sollten sich Ihre Symptome am Wiedereinführungstag ver-

schlechtern, lassen Sie das Lebensmittel weg und kehren Sie so lange zur Diät von Phase 1 zurück, bis sich die Beschwerden wieder gelegt haben. Beginnen Sie dann mit der Wiedereinführung des nächsten Nahrungsmittels.
5. Auf Nahrungsmittel, die keine Symptome verursachen, verzichten Sie zunächst weiterhin, bis Sie sämtliche kritischen Substanzen durch Wiedereinführung ausgetestet haben.
6. Problematische Lebensmittel müssen einzeln wiedereingeführt werden (Wenn Sie also Weizen testen, essen Sie keinen Käse dazu).
7. Protokollieren Sie die Wiedereinführung in Ihrem Symptom-Tagebuch (Seite 181) und notieren Sie, was Sie wann gegessen haben. Halten Sie den Verlauf Ihrer Verdauungsbeschwerden sowie etwa auftretende Symptomveränderungen weiterhin fest, und zwar während der Wiedereinführung (drei Tage) und an den zwei darauffolgenden Tagen.

WIEDEREINZUFÜHRENDE NAHRUNGSMITTEL

Nehmen Sie jeweils drei Tage lang je drei Portionen der genannten Nahrungsmittel zu sich (bei Symptomverschlechterung absetzen):

Test auf	**Eine Portion entspricht**
Laktose/Milch und Milchprodukte	1 Glas (250 ml/1 Tasse) Milch
Gluten/Weizen	2 Scheiben Vollkornweizenbrot
Fruktose	1 Glas (250 ml/1 Tasse) Apfelsaft
Kaffee	1 Tasse starker schwarzer Kaffee
Eier	1 Ei
Soja	1 Glas (250 ml/1 Tasse) ungesüßte Sojamilch

Noch besser als eine Ausschlussdiät ist, sich mit einem Atemtest auf eine mögliche Laktose- und Fruktoseintoleranz testen zu lassen (siehe Seite 118 und 131). Dann können Sie sich das versuchsweise Wiedereinführen der entsprechenden Nahrungsmittel sparen. Zöliakie kann nur anhand eines speziellen Labortests nachgewiesen werden (siehe Seite 193). Sollten Sie an Zöliakie leiden, fällt die Wiedereinführung von Gluten natürlich weg. Ansonsten bietet diese eine ideale Möglichkeit, um festzustellen, ob etwa eine nicht-zöliakische Glutenunverträglichkeit vorliegt oder Sie mit Gluten keine Probleme haben.

Sollte sich herausstellen, dass Sie keine Überempfindlichkeit gegenüber irgendeiner der genannten Nahrungssubstanzen haben, war die Ausschlussdiät dennoch keine Zeitverschwendung. Zumindest wissen Sie dann, dass Ihre Beschwerden nichts mit diesen Nahrungsmitteln zu tun haben!

Wenn sich zeigt, dass Sie eines oder mehrere der genannten Nahrungsmittel nicht vertragen, bedeutet das nicht, dass Sie auf diese komplett verzichten müssten. Sie werden sicher feststellen, dass Ihre Symptome sich schon bessern, wenn Sie die Zufuhr auf ein bestimmtes Maß reduzieren. Menschen, die an einer Laktoseunverträglichkeit leiden, können dennoch Milchprodukte zu sich nehmen und kleine Mengen Laktose vertragen, und wer an einer Fruktoseintoleranz leidet, kann trotzdem Nahrungsmittel essen, die einen geringen Fruktoseanteil haben. Es ist auch möglich, dass sich Ihre Toleranz gegenüber diesen Substanzen mit der Zeit erhöht.

Kaffee, Soja und Eier sind im Fall einer Unverträglichkeit relativ leicht zu reduzieren bzw. zu meiden. Reagieren Sie jedoch überempfindlich auf Laktose, Fruktose oder Gluten, sollten Sie sich von einem erfahrenen Ernährungsberater beraten und sich von ihm einen Ernährungsplan aufstellen lassen, der trotz des völligen oder teilweisen Verzichts auf die kritischen Substanzen alle notwendigen Nährstoffe in ausgewogenem Verhältnis enthält.

Nach Abschluss der Nahrungsunverträglichkeitstests können Sie anfangen, Ihren Speiseplan allmählich wieder zu erweitern, vor allem um die in der Spalte »Erlaubt nach Phase 2« genannten Nahrungsmittel, wenn Sie sie gut vertragen haben. Achten Sie einfach darauf, ob sich Ihre Beschwerden im Zusammenhang mit irgendeinem davon verschlimmern. Inzwischen haben Sie ja ein gutes Gespür dafür entwickelt, welche Nahrungsmittel und Portionsgrößen Ihnen im Rahmen Ihrer neuen gesünderen Ernährungsweise am besten bekommen.

Schritt 5: Lebenslang beschwerdefrei bleiben

Dass Sie überhaupt Verdauungsbeschwerden bekommen haben, hat höchstwahrscheinlich mit einer besonderen erblichen Disposition zu tun. Darum kommt es für Sie darauf an, Ihren Lebensstil dauerhaft nach bestimmten Regeln auszurichten, um Ihre Symptome im Griff zu behalten und deren Wiederaufflammen zu verhindern, nachdem Sie sie lindern oder vielleicht sogar komplett beseitigen konnten.

Im Folgenden finden Sie fünf allgemeine Empfehlungen für einen optimal funktionierenden, gesunden Darm. Wenn Sie sie im Alltag umsetzen, beugen Sie damit gleichzeitig einer Vielzahl anderer ernährungs- und lebensstilbedingter Krankheiten vor und tun sich generell etwas Gutes. Da es sich um allgemeine Leitlinien handelt, können Sie sie ohne Weiteres an Ihre persönlichen Bedürfnisse anpassen.

Ernähren Sie sich gut
Eine gesunde, ausgewogene Ernährung mit Betonung auf Obst, Gemüse, Nüssen, Samen, Hülsenfrüchten, Vollkornprodukten, magerem Fleisch und Fisch ist Grundvoraussetzung für eine gesunde Verdauung. Der in diesem Buch vorgestellte Plan liefert die Blaupause für eine nährstoffreiche, natürliche Ernährung mit einem Minimum an industriell verarbeiteten Zutaten, von der Ihre Gesundheit und Ihr Darm profitieren werden. Versuchen Sie nach Möglichkeit, Bioprodukte zu verwenden.

Zwar weiß man viel über die verheerenden Folgen der modernen westlichen Ernährungsweise im Hinblick auf Herzerkrankungen, Diabetes Typ 2 und Fettleibigkeit, doch die Zusammenhänge zwischen Essen und Verdauungskrankheiten sind deutlich weniger bekannt. Wie wir in diesem Buch gesehen haben, könnte die heutzutage übliche fett- und kohlenhydratreiche Ernährung bei der Entwicklung von RDS eine Rolle spielen. Gesund zu essen sollte darum Teil einer auf langfristige Beschwerdefreiheit angelegten Strategie sein.

Die meisten Menschen wissen, was sie essen sollten, um gesund zu sein. Der Trick besteht darin, gesundes Essen mit entsprechenden Veränderungen im Lebensstil so in den Alltag zu integrieren, dass man nicht länger darüber nachzudenken braucht und sich nicht täglich neu dazu durchringen muss. Folgende einfache Regeln helfen dabei:

1. Kaufen Sie keine Lebensmittel ein, die Sie nicht essen sollten.
2. Probieren Sie jede Woche ein neues gesundes Rezept aus.
3. Essen Sie nicht, wenn der Fernseher läuft.
4. Packen Sie sich jeden Morgen ein gesundes Mittagessen ein.
5. Essen Sie Obst oder Nüsse als Zwischenmahlzeit.
6. Verwenden Sie Teller mit 25 cm Durchmesser zum Essen.
7. Füllen Sie die Hälfte Ihres Tellers mit Gemüse.

Wir mögen glauben, dass wir bewusst unter Kontrolle haben, was wir zu uns nehmen, doch an der Wahl unserer Nahrungsmittel sind starke, massiv unterschätzte Einflussfaktoren beteiligt: Packungsgröße, Tellerform, Beleuchtung, Gerüche, Abwechslung, Zugänglichkeit, Bequemlichkeit und optischer Eindruck – all dies spielt eine wichtige Rolle.

»Bei der Entscheidung, was und wann wir essen, steht jeder von uns unter dem Einfluss seiner jeweiligen Umgebung«, sagt Professor Brian Wansink, Autor von *Essen ohne Sinn und Verstand: Wie die Lebensmittelindustrie uns manipuliert*. Die Wahl von Nahrungsmitteln scheint auf einer Ebene jenseits des bewussten Denkens getroffen zu werden. Wenn Sie ein paar einfache Grundregeln beachten, können Sie jedoch aus diesem Spiel aussteigen und aus »Essen ohne Sinn und Verstand« immerhin ein »besser Essen ohne Sinn und Verstand« machen.

Neben einer gesunden Ernährung sind die Einnahme eines qualitativ hochwertigen Multivitamin- und Mineralstoffpräparats, das Sie mit einer Extradosis Vitamin D versorgt, sowie eines Omega-3-Fettsäure-Präparats eine relativ preiswerte und ausgesprochen sichere Möglichkeit, eine optimale Nährstoffversorgung zu gewährleisten.

Bewegen Sie sich so gut wie täglich

Die Mehrzahl der Gesundheitsratgeber empfiehlt, an den meisten Tagen der Woche mindestens 30 Minuten leichte bis moderate Bewegung etwa in Form eines zügigen Spaziergangs einzuplanen, doch ein Großteil der Menschen bleibt selbst hinter diesem bescheidenen Ziel zurück. Tägliche körperliche Aktivität ist ein unverzichtbarer Teil eines gesunden Lebensstils und sollte auf realistische Weise so in den Alltag integriert werden, dass es leistbar ist und Spaß macht.

Physische Bewegung hat einen tief greifenden Effekt auf die Gesundheit und kann, regelmäßig praktiziert, das Risiko für zahlreiche Erkrankungen reduzieren: Fettleibigkeit, Herzerkrankungen, Diabetes Typ 2, Bluthochdruck, Schlaganfall, Brustkrebs, Darmkrebs, Osteoporose, Depressionen, Ängste und ein Nachlassen der kognitiven Leistungsfähigkeit im Alter. Regelmäßige körperliche Betätigung sorgt zudem für eine gut funktionierende Verdauung und einen besseren Umgang mit Stress – beides wichtige Gründe, warum körperliche Aktivität dazu beiträgt, Verdauungsbeschwerden und insbesondere Blähungen und Verstopfung in den Griff zu bekommen.

Reden wir also nicht weiter darüber, wie gut Ihnen Bewegung tut. Gehen Sie lieber daran, ein regelmäßiges Aktivitätsprogramm in Ihren Alltag einzubauen. Von vielen Leuten hört man, dass ihnen dazu die Zeit fehlt, doch jeder kann sich Zeit dafür nehmen! Gut möglich, dass in Ihrem Leben Sport bislang keine hohe Priorität genoss. Gewohnheiten wie einen Morgenspaziergang zum Zeitungskiosk, Schwimmengehen in der Mittagspause, einen nachmittäglichen Spaziergang mit einer Freundin oder eine Runde auf dem Stepper abends vor dem Fernseher lassen sich jedoch problemlos in den Alltag integrieren. Und Sie können sich alle möglichen aktiven Hobbys zulegen: ins Sportstudio gehen, einen Fitnesskurs besuchen, sich einer Wandergruppe anschließen, zum Yoga, Joggen, Schwimmen oder Radfahren gehen, um nur ein paar Beispiele zu nennen. Sie müssen nur herausfinden, was Ihnen Spaß macht.

Bauen Sie Resilienz auf

So gut wie jeder von uns kennt chronischen Stress in der einen oder anderen Form, und so verwundert es kaum, dass stressbedingte Krankheiten wie chronische Erschöpfung, Depressionen, Ängste und RDS so weitverbreitet sind. Es gibt viele verschiedene Möglichkeiten, wie sich Stress negativ auf die Verdauung und die Gesundheit insgesamt auswirken kann. Empfehlungen zur Stressreduktion konzentrieren sich häufig auf Techniken wie Meditation und Yoga. Diese tragen zwar zum Abbau von physischen und emotionalen Spannungen bei, doch daneben gibt es weitere Faktoren, die mitentscheiden, wie gut Sie mit Stress umgehen können. Diese sind zwar nicht minder bedeutsam, finden aber deutlich weniger Beachtung. Die Rede ist etwa von familiärem Zusammenhalt, sozialen Bindungen, Gemeinschaft und Zugehörigkeit.

Professor Andrew Steptoe vom University College London und Kollegen haben den schützenden Effekt positiver Emotionen wie Glück, Freude, Begeisterung, Enthusiasmus und Zufriedenheit auf die körperliche Gesundheit erforscht. Dabei haben sie festgestellt, dass bei Menschen, die ein höheres Maß an solchen Emotionen empfinden, ein sehr viel geringeres Erkrankungsrisiko besteht. Besonders interessant ist, dass die zufriedeneren Menschen in ihrem Leben nicht etwa weniger Stress und Widrigkeiten ausgesetzt sind, sondern mehr soziale Unterstützung, ein höheres Maß an sozialer Eingebundenheit und eine optimistischere Grundeinstellung haben. Soziale Bindungen geben Zugang zu schützenden Ressourcen, die es ermöglichen, Probleme flexibler und effizienter zu bewältigen.

Stressreduktion oder -management ist also nicht die einzige Lösung. Wir alle sind Belastungen ausgesetzt, aber nicht allen setzen sie gleichermaßen zu. Was es zu kultivieren gilt, ist das, was Fachleute als »Resilienz« bezeichnen – Widerstandsfähigkeit gegenüber Stress. Dies gelingt, indem wir einen gesunden Lebensstil entwickeln, denn unsere Fähigkeit, mit Stress umzugehen, hängt von einer großen Bandbreite an Faktoren ab:

sozialer Zusammenhalt, in der Familie und mit Freunden verbrachte Zeit, Work-Life-Balance, regelmäßiger Urlaub, Aufenthalte in der Natur, eine gesunde Ernährung, körperliche Aktivität, gesunder Nachtschlaf, ein Gefühl der Sinnhaftigkeit, eine optimistische Grundhaltung, spirituelle Praktiken und Mind-Body-Therapien wie Meditation und Yoga. Dies alles sind gute Möglichkeiten, den eigenen Umgang mit Stress zu verbessern und Resilienz aufzubauen.

Sorgen Sie für einen guten Nachtschlaf
Wir müssen schlafen, um körperlich und geistig gesund und vital zu bleiben. Studien haben gezeigt, dass Menschen, die jede Nacht sieben bis acht Stunden schlafen, länger leben und gesünder sind als andere, die weniger Schlaf abbekommen. Eine gute Nachtruhe kann die Schwere von Verdauungssymptomen reduzieren, und umgekehrt kann schlechter Schlaf in manchen Fällen sogar ein wichtiger Grund dafür sein, dass es überhaupt zu Beschwerden kommt. Besonderen Wert auf einen ungestörten Nachtschlaf zu legen ist eine einfache, aber wirksame Möglichkeit, etwas für die Gesundheit zu tun.

Es lohnt sich also, sich die Bedeutung des Schlafens bewusster vor Augen zu führen und sich gesunde Schlafgewohnheiten anzueignen. Hierzu die folgenden Anregungen:

> Meiden Sie koffeinhaltige Getränke wie Kaffee und Tee, besonders zu später Tageszeit.
> Meiden Sie körperliche Betätigung in den letzten vier Stunden vor dem Schlafengehen – obwohl physische Aktivität schlaffördernd wirkt, könnte Sport vor dem Zubettgehen Ihre Schlafbereitschaft vermindern.
> Machen Sie unter Tags keine Nickerchen, Sie könnten damit Ihre innere Uhr aus dem Takt bringen.

> Gehen Sie jeden Tag zur gleichen Zeit schlafen, selbst wenn Sie nicht besonders müde sind, und versuchen Sie auch, morgens zu regelmäßigen Zeiten aufzustehen.
> Erklären Sie Ihr Schlafzimmer zum heiligen Raum und gestalten Sie es mit weichen Farben und sanfter Beleuchtung. Versehen Sie die Fenster mit guten Jalousien, sodass Sie den Raum so gut wie möglich abdunkeln können. Sorgen Sie für eine angenehme Raumtemperatur. Lesen Sie nicht, sehen Sie nicht fern und benutzen Sie keinen PC. Und lassen Sie das Telefon draußen.
> Führen Sie vor dem Schlafengehen ein regelmäßiges Entspannungsprogramm durch (z.B. Aromatherapie, Musikhören, ein warmes Bad).
> Verwenden Sie Ohrstöpsel, wenn Sie ein Problem mit Lärm haben.
> Versuchen Sie, jeden Morgen mindestens 30 Minuten Tageslicht abzubekommen. Das hilft, Ihre innere Uhr zu regulieren.

Neben den positiven Wirkungen auf Ihre Verdauung werden Sie feststellen, dass regelmäßiger guter Schlaf unzählige weitere gesundheitliche Vorzüge mit sich bringt. Unter anderem hebt er die Stimmung, gibt Energie und stärkt das allgemeine Wohlbefinden.

Behandeln Sie sich mit natürlichen Heilmitteln
Seit Jahrtausenden behandeln sich Menschen mit natürlichen Heilmitteln. Mehr als ein Jahrhundert vor der Entdeckung der Probiotika wusste man bereits um die Vorzüge von fermentierten Nahrungsmitteln, und die schriftlichen Aufzeichnungen zu Kräuterarzneien reichen 5000 Jahre zurück. Es ist gut möglich, dass es seit Beginn der Menschheitsgeschichte Verdauungsbe-

schwerden gibt und diese mit natürlichen Mitteln behandelt wurden.

Das Hauptanliegen dieses Buchs ist, die tieferen Problemursachen zu erkennen und aufzuzeigen, wie Sie konstruktiv damit umgehen können. Hoffentlich ist es Ihnen gelungen, den für Sie persönlich relevanten Themen auf die Spur zu kommen und eine Besserung Ihrer Symptome zu erreichen oder diese vielleicht sogar ganz zum Verschwinden zu bringen. Es besteht jedoch immer die Möglichkeit, dass Ihre Beschwerden wieder zurückkehren, und in diesem Fall können die in diesem Buch beschriebenen natürlichen Heilmittel helfen.

Eines der typischsten Merkmale von RDS liegt in einer veränderten bakteriellen Darmflora, sodass Probiotika ausgezeichnete Dienste leisten können. Sollten Sie damit gute Erfahrung gemacht haben, spricht nichts dagegen, diese langfristig einzunehmen. Legen Sie ab und zu eine Pause ein, um zu sehen, ob Sie auch ohne die gewählten Präparate beschwerdefrei bleiben. Und wenn Sie sie einmal ein paar Tage lang nicht eingenommen haben, machen Sie sich keine Gedanken. Die positiven Wirkungen klingen nicht so schnell ab.

Sie können auch beim Verzehr von Speisen, die Ihnen bekanntermaßen Probleme bereiten, Verdauungsenzyme einnehmen. Manche Menschen können auf diese Weise ihre Beschwerden über Jahre hinweg unter Kontrolle halten. Sollte es gelegentlich doch zum Aufflammen von Symptomen kommen, können Sie mit den Kräuterheilmitteln gegensteuern, die in Schritt 1: »Symptome schnell lindern« (Seite 158) empfohlen werden. Ihr Einsatz ist in der Regel ausgesprochen sicher, und es ist gut, sie für den Fall aller Fälle griffbereit zur Hand zu haben.

Der Weg zur gesunden Verdauung

In diesem Buch haben wir uns mit den verschiedenen oft unterschätzten, doch maßgeblichen Gründen dafür befasst, warum das Verdauungssystem aus der Balance geraten kann, und haben dabei eine breite Palette von Faktoren der Ernährung und des Lebensstils untersucht. Wir leben in einer Gesellschaft, in der man Gesundheitsprobleme gern mit Pillen kuriert, und so glauben wir oft, dass Arzneimittel – auch natürliche – die Lösung bringen müssten, doch erst wenn wir anfangen, den größeren Zusammenhang zu verstehen, kann wirkliche Heilung beginnen.

Ziel dieses Buchs ist es, die Gesamtzusammenhänge offenzulegen und aufzuzeigen, dass unterschiedliche Aspekte wie Umwelt, Schlaf, Stress, körperliche Aktivität und Ernährung unsere Gesundheit nachhaltig und auf individuell höchst verschiedene Weise beeinflussen. Die Faktoren, die über die Gesundheit unseres Darms entscheiden, mögen schlicht und unkompliziert erscheinen, doch oft verbirgt sich gerade in kleinen Veränderungen des Lebensstils die wirksamste Medizin. Es kommt maßgeblich darauf an, *zu wissen*, was bei Ihnen persönlich funktioniert. Mit dem Wissen dieses Buchs ausgestattet, können Sie Ihren Reizdarm zur Ruhe bringen, Ihre körperliche und geistige Vitalität zurückerlangen und so Ihre Zufriedenheit und Ihr Wohlbefinden steigern.

Dank

Im letzten Jahrzehnt, während der Arbeit in meiner klinischen Praxis und der Lehrtätigkeit im Bereich der ganzheitlichen Medizin, habe ich mehrfach daran gedacht, mich als Buchautor zu betätigen, doch ich bin froh, es erst jetzt getan zu haben. Obwohl ich nicht deterministisch veranlagt bin, glaube ich nämlich, dass dieses Buch zur optimalen Zeit entstanden ist: Es ist das Produkt eines zufälligen Zusammentreffens von authentischer Motivation, ausreichender Erfahrung, um Reife einzubringen und den Überblick zu behalten, und der Unterstützung durch wunderbare Menschen, die an mich glauben.

Ich hatte das Glück, dass ich im Laufe meiner Tätigkeit mit Kollegen zusammenarbeiten und Freundschaft schließen konnte, die mir Anregung gaben, mein Denken prägten und mich in den naturheilkundlichen Traditionen und Methoden verankert haben. An erster Stelle sind hier Dr. Jeff Bland und Dr. Deanna Minich vom Personalized Lifestyle Medicine Institute zu nennen, denen ich tiefe Inspiration verdanke. Wenige Menschen sind ein derart starker Katalysator für positive Veränderungen im Gesundheitswesen wie Jeff. Zahlreiche Anregungen verdanke ich den vielen naturheilkundlich arbeitenden Ärzten, die am Aufbau einer wissenschaftlich orientierten, klinischen Naturheilkunde mitwirken, darunter Jonathan Prousky, Herausgeber des *Journal of Orthomolecular Medicine,* sowie der Autor und Forscher Alan Logan. Der Stein des Anstoßes mag klein gewesen sein, doch der Effekt war umso größer, vielen Dank. Und meinen lieben Freunden Hannah Yang, Debbie Cotton, Aliza Marogy und Nigma Talib: Danke für eure Rückmeldungen, Ermutigungen und die stundenlangen »Naturheilgespräche«. Dr. Browns Buch ist endlich da!

Danken möchte ich auch dem Team bei Exisle Publishing

für die Gelegenheit, dieses Buch all den vielen Menschen nahebringen zu können, denen es möglicherweise helfen wird. Ich bin zutiefst dankbar und musste mich schon zuerst kneifen. Ein besonderer Dank geht an dich, Anouska Jones, weil du die Hoffnung gesehen hast, die von dem Buch ausgeht, und an Monica Berton für ihre wunderbare Arbeit am Manuskript.

Zuletzt möchte ich mich für die bedingungslose Liebe meiner Mutter und meines Vaters bedanken, die mich von Anfang an mit unerschütterlichem Vertrauen in meinen naturheilkundlichen Studien begleitet haben, auch wenn der Weg bis zu dem Punkt, an dem ich heute angelangt bin, bisweilen ziemlich steinig war. Mein Dank lässt sich nicht in Worte fassen.

Infoteil

Diagnostische Speziallabors
www.biovis.de
www.labor-bayer.de
www.ganzimmun.de
www.labor-dostal.at

Ganzheitliche Behandlungsmöglichkeiten
www.fxmayr.com
www.zaen.org
www.ganzheitsmed.at
www.erfahrungsheilkunde.org

Literaturempfehlungen
Hunter, J.: *Irritable Bowel Solutions: The essential guide to irritable bowel syndrome, its causes and treatments*, Random House UK 2007.
Hunter, J.: *Solve Your Food Intolerance: A practical dietary programme to eliminate food intolerance*, überarbeitete Fassung, Vermilion: London 2005.
Lackner, J.: *Controlling IBS the Drug-free Way: A 10-step plan for symptom relief*, Stewart, Tabori and Chang: New York 2007.
Mullin, G.E./Swift, K. M.: *The Inside Tract. Your good gut guide to great digestive health*, Rodale: New York 2011.
Shepherd, S./Gibson, P.: *Food Intolerance Management Plan*, Penguin: Camberwell 2011.
Wansink, Brian: *Mindless Eating: Why we eat more than we think*, Bantam: New York 2006. In deutscher Sprache erschienen unter dem Titel: *Essen ohne Sinn und Verstand: Wie die Lebensmittelindustrie uns manipuliert*. Aus dem Englischen von Sonja Hauser, Campus: Frankfurt a. M. 2008.

Website des Autors
Benjamin I. Brown: www.timeforwellness.org

Quellen

TEIL 1: VERDAUUNGSPROBLEME VERSTEHEN

Darmstörungen – eine Epidemie
1. Silk, D. B.: »Impact of irritable bowel syndrome on personal relationships and working practices«, *European Journal of Gastroenterology & Hepatology*, 2001; 13: 1327–1332.
2. Drossman, D. A., Morris, C. B., Schneck, S., Hu, Y. J., Norton, N. J., Norton, W. F., Weinland, S. R., Dalton, C., Leserman, J., Bangdiwala, S. I.: »International survey of patients with IBS: symptom features and their severity, health status, treatments, and risk taking to achieve clinical benefit«, *Journal of Clinical Gastroenterology*, Juli 2009; 43(6): 541–550.
3. Spiller, R.C.: »Irritable bowel syndrome: gender, infection, lifestyle or what else?«, *Digestive Diseases*, 2011; 29(2): 215–221.
4. Gwee, K. A., Lu, C. L., Ghoshal, U. C.: »Epidemiology of irritable bowel syndrome in Asia: something old, something new, something borrowed«, *Journal of Gastroenterology and Hepatology*, Okt. 2009; 24(10): 1601–1607.
5. Porter, C., Cash, B., Pimentel, M. et al.: »Risk of inflammatory bowel disease following a diagnosis of irritable bowel syndrome«, *BMC Gastroenterology*, 2012; 12: 55.

Leiden Sie am Reizdarmsyndrom?
1. Cremonini, F., Talley, N. J.: »Irritable bowel syndrome: epidemiology, natural history, health care seeking and emerging risk factors«, *Gastroenterology Clinics of North America*, 2005; 34(2): 189–204.
2. Talley, N. J.: »Commentary: Controversies in NICE guidance on irritable bowel syndrome«, *BMJ*, 8. März 2008; 336(7643): 558–559.
3. American College of Gastroenterology Task Force on Irritable Bowel Syndrome, Brandt, L. J., Chey, W. D. et al.: »An evidence-based position statement on the management of irritable bowel syndrome«, *The American Journal of Gastroenterology*, 2009; 104: S1–S35.
4. Stewart, W. F., Liberman, J. N., Sandler, R. S., Woods, M. S.,

Stemhagen, A., Chee, E., Lipton, R. B., Farup, C. E.: »Epidemiology of constipation (EPOC) study in the United States: relation of clinical subtypes to sociodemographic features«, *Am. J. Gastroenterol.*, Dez. 1999; 94(12): 3530–3540.
5. Foxx-Orenstein, A. E., McNally, M. A., Odunsi, S. T.: »Update on constipation: one treatment does not fit all«, *Cleveland Clinic Journal of Medicine*, Nov. 2008; 75(11): 813–824.
6. Pare, P., Ferrazzi, S., Thompson, W. G., Irvine, E. J., Rance, L.: »An epidemiological survey of constipation in Canada: definitions, rates, demographics, and predictors of health care seeking«, *Am. J. Gastroenterol.*, 2001; 96: 3130–3137.
7. Leung, L., Riutta, T., Kotecha, J., Rosser, W.: »Chronic constipation: an evidence-based review«, *Journal of the American Board of Family Medicine*, Juli–Aug. 2011; 24(4): 436–451.
8. Lewis, S. J., Heaton, K. W.: »Stool form scale as a useful guide to intestinal transit time«, *Scandinavian Journal of Gastoenterology*, 1997; 32: 920–924.
9. Rao, S. S., Kuo, B., McCallum, R. W., Chey, W. D., DiBaise, J. K., Hasler, W. L., Koch, K. L., Lackner, J. M., Miller, C., Saad, R., Semler, J. R., Sitrin, M. D., Wilding, G. E., Parkman, H. P.: »Investigation of colonic and whole-gut transit with wireless motility capsule and radiopaque markers in constipation«, *Clinical Gastroenterology and Hepatology*, Mai 2009; 7(5): 537–544.
10. Heaton, K. W., O'Donnell, L. J.: »An office guide to whole-gut transit time. Patients' recollection of their stool form«, *J. Clin. Gastroenterol.*, Juli 1994; 19(1): 28–30.
11. Saad, R. J., Rao, S. S., Koch, K. L., Kuo, B., Parkman, H. P., McCallum, R. W., Sitrin, M. D., Wilding, G. E., Semler, J. R., Chey, W. D.: »Do stool form and frequency correlate with whole-gut and colonic transit? Results from a multicenter study in constipated individuals and healthy controls«, *Am. J. Gastroenterol.*, Feb. 2010; 105(2): 403–411.
12. Sandler, R. S., Stewart, W. F., Liberman, J. N., Ricci, J. A., Zorich, N. L.: »Abdominal pain, bloating, and diarrhea in the United States: prevalence and impact«, *Digestive Diseases and Sciences*, Juni 2000; 45(6): 1166–1171.
13. Spiller, R., Aziz, Q., Creed, F., Emmanuel, A., Houghton, L., Hungin, P., Jones, R., Kumar, D., Rubin, G., Trudgill, N., Whorwell, P., Clinical Services Committee of The British Society of Gastroenterology: »Guidelines on the irritable bowel syndrome:

mechanisms and practical management«, *Gut,* Dez. 2007; 56(12): 1770–1798.
14. Miller, V., Hopkins, L., Whorwell, P. J.: »Suicidal ideation in patients with irritable bowel syndrome«, *Clin. Gastroenterol. Hepatol.,* Dez. 2004; 2(12): 1064–1068.
15. Gorard, D. A., Gomborone, J. E., Libby, G. W., Farthing, M. J.: »Intestinal transit in anxiety and depression«, *Gut,* Okt. 1996; 39(4): 551–555.
16. Baldi, F., Bianco, M. A., Nardone, G., Pilotto, A., Zamparo, E.: »Focus on acute diarrhoeal disease«, *World Journal of Gastroenterology,* 21. Juli 2009; 15(27): 3341–3348.
17. Chey, W. Y., Jin, H. O., Lee, M. H., Sun, S. W., Lee, K. Y.: »Colonic motility abnormality in patients with irritable bowel syndrome exhibiting abdominal pain and diarrhea«, *Am. J. Gastroenterol.,* Mai 2001; 96(5): 1499–1506.
18. Dunlop, S. P., Jenkins, D., Spiller, R. C.: »Distinctive clinical, psychological, and histological features of postinfective irritable bowel syndrome«, *Am. J. Gastroenterol.,* Juli 2003; 98(7): 1578–1583.
19. Lembo, T., Naliboff, B., Munakata, J., Fullerton, S., Saba, L., Tung, S., Schmulson, M., Mayer, E. A.: »Symptoms and visceral perception in patients with pain-predominant irritable bowel syndrome«, *Am. J. Gastroenterol.,* Mai 1999; 94(5): 1320–1326.
20. Agrawal, A., Whorwell, P. J.: »Review article: Abdominal bloating and distention in functional gastrointestinal disorders — epidemiology and exploration of possible mechanisms«, *Alimentary Pharmacology and Therapeutics,* 1. Jan. 2008; 27(1): 2–10.
21. Houghton, L. A., Lea, R., Agrawal, A., Reilly, B., Whorwell, P. J.: »Relationship of abdominal bloating to distention in irritable bowel syndrome and effect of bowel habit«, *Gastroenterology,* Okt. 2006; 131(4): 1003–1010.
22. King, T. S., Elia, M., Hunter, J. O.: »Abnormal colonic fermentation in irritable bowel syndrome«, *Lancet,* 1998; 352: 1187–1189.
23. Serra, J., Azpiroz, F., Malagelada, J. R.: »Impaired transit and tolerance of intestinal gas in the irritable bowel syndrome«, *Gut,* Jan. 2001; 48(1): 14–19.
24. Agrawal, A., Lea, R., Whorwell, P. J., Houghton, L. A.: »Is visceral hyposensitivity associated with abdominal distention in Irritable Bowel Syndrome«, *Gut,* 2007; 56(Suppl. 2): A62.

25. Hungin, A. P., Whorwell, P. J., Tack, J., Mearin, F.: »The prevalence, patterns and impact of irritable bowel syndrome: an international survey of 40,000 subjects«, *Aliment. Pharmacol. Ther.*, 2003; 17: 643–650.
26. Creed, F., Ratcliffe, J., Fernandez, L., Tomenson, B., Palmer, S., Rigby, C., Guthrie, E., Read, N., Thompson, D.: »Health-related quality of life and health care costs in severe, refractory irritable bowel syndrome«, *Annals of Internal Medicine*, 1. Mai 2001; 134(9 Pt 2): 860–868.
27. Katiraei, P., Bultron, G.: »Need for a comprehensive medical approach to the neuro-immuno-gastroenterology of irritable bowel syndrome«, *World Journal Gastroenterology*, 21. Juni 2011; 17(23): 2791–2800.
28. Mayer, E. A.: »Clinical practice. Irritable bowel syndrome«, *The New England Journal of Medicine*, 17. April 2008; 358(16): 1692–1699.
29. Ragnarsson, G., Bodemar, G.: »Pain is temporally related to eating but not to defaecation in the irritable bowel syndrome (IBS). Patients' description of diarrhea, constipation and symptom variation during a prospective 6-week study«, *Eur. J. Gastroenterol. Hepatol.*, 1998; 10(5): 415–421.
30. Price, D. D., Craggs, J. G., Zhou, Q., Verne, G. N., Perlstein, W. M., Robinson, M. E.: »Widespread hyperalgesia in irritable bowel syndrome is dynamically maintained by tonic visceral impulse input and placebo/nocebo factors: evidence from human psychophysics, animal models, and neuroimaging«, *Neuroimage*, Sept. 2009; 47(3): 995–1001.
31. Staud, R., Rodriguez, M. E.: »Mechanisms of disease: pain in fibromyalgia syndrome«, *Nature Clinical Practice. Rheumatology*, Feb. 2006; 2(2): 90–98.
32. Naliboff, B. D., Munakata, J., Fullerton, S., Gracely, R. H., Kodner, A., Harraf, F., Mayer, E. A.: »Evidence for two distinct perceptual alterations in irritable bowel syndrome«, *Gut*, Okt. 1997; 41(4): 505–512.
33. Price, D. D., Zhou, Q., Moshiree, B., Robinson, M. E., Verne, G. N.: »Peripheral and central contributions to hyperalgesia in irritable bowel syndrome«, *The Journal of Pain*, Aug. 2006; 7(8): 529–535.
34. Sperber, A. D., Atzmon, Y., Neumann, L., Weisberg, I., Shalit, Y., Abu-Shakrah, M., Fich, A., Buskila, D.: »Fibromyalgia in the ir-

ritable bowel syndrome: studies of prevalence and clinical implications«, *Am. J. Gastroenterol.*, Dez. 1999; 94(12): 3541–3546.
35. Sparkes, V., Prevost, A. T., Hunter, J. O.: »Derivation and identification of questions that act as predictors of abdominal pain of musculoskeletal origin«, *Eur. J. Gastroenterol. Hepatol.*, Sept. 2003; 15(9): 1021–7102.
36. Henry, J. L.: »The need for knowledge translation in chronic pain«, *Pain Research & Management*, Nov.-Dez. 2008; 13(6): 465–476.
37. Julius, D., Basbaum, A. I.: »Molecular mechanisms of nociception«, *Nature*, 13. Sept. 2001; 413(6852): 203–210.
38. Whorwell, P. J., McCallum, M., Creed, F. H., Roberts, C. T.: »Noncolonic features of irritable bowel syndrome«, *Gut*, Jan. 1986; 27(1): 37–40.
39. Triadafilopoulos, G., Simms, R. W., Goldenberg, D. L.: »Bowel dysfunction in fibromyalgia syndrome«, *Dig. Dis. Sci.*, 1991; 36: 59–64.
40. Sivri, A., Cindas, A., Dincer, F., Sivri, B.: »Bowel dysfunction and irritable bowel syndrome in fibromyalgia patients«, *Clinical Rheumatology*, 1996; 15(3): 283–286.
41. Sperber, A. D., Atzmon, Y., Neumann, L. et al.: »Fibromyalgia in the irritable bowel syndrome: studies of prevalence and clinical implications«, *Am. J. Gastroenterol.*, 1999; 94: 3541–3546.
42. Sperber, A. D., Dekel, R.: »Irritable Bowel Syndrome and Co-morbid Gastrointestinal and Extra-gastrointestinal Functional Syndromes«, *Journal of Neurogastroenterology and Motility*, April 2010; 16(2): 113–119.
43. Aaron, L. A., Burke, M. M., Buchwald, D.: »Overlapping conditions among patients with chronic fatigue syndrome, fibromyalgia, and temporomandibular disorder«, *Archives of Internal Medicine*, 24. Jan. 2000; 160(2): 221–227.
44. Gwee, K. A., Chua, A. S.: »Functional dyspepsia and irritable bowel syndrome, are they different entities and does it matter?«, *World J. Gastroenterol.*, 7. Mai 2006; 12(17): 2708–2712.
45. Creed, F., Ratcliffe, J., Fernandes, L., Palmer, S., Rigby, C., Tomenson, B., Guthrie, E., Read, N., Thompson, D. G., North of England IBS Research Group: »Outcome in severe irritable bowel syndrome with and without accompanying depressive, panic and neurasthenic disorders«, *The British Journal of Psychiatry*, Juni 2005; 186: 507–515.

46. Lee, S., Wu, J., Ma, Y. L., Tsang, A., Guo, W. J., Sung, J.: »Irritable bowel syndrome is strongly associated with generalized anxiety disorder: a community study«, *Aliment. Pharmacol. Ther.,* 15. Sept. 2009; 30(6): 643–651.
47. Mikocka-Walus, A. A., Turnbull, D. A., Andrews, J. M., Moulding, N. T., Wilson, I. G., Harley, H. A., Hetzel, D. J., Holtmann, G. J.: »Psychological problems in gastroenterology outpatients: A South Australian experience. Psychological co-morbidity in IBD, IBS and hepatitis C, *Clinical Practice and Epidemiology in Mental Health,* Mai 2008; 4: 15.
48. Surdea-Blaga, T., Băban, A., Dumitrascu, D. L.: »Psychosocial determinants of irritable bowel syndrome«, *World J. Gastroenterol.,* 21. Feb. 2012; 18(7): 616–626.
49. Goehler, L. E., Lyte, M., Gaykema, R. P.: »Infection-induced viscerosensory signals from the gut enhance anxiety: implications for psychoneuroimmunology«, *Brain, Behavior, and Immunity,* Aug. 2007; 21(6): 721–726.
50. Fass, R., Fullerton, S., Naliboff, B., Hirsh, T., Mayer, E. A.: »Sexual dysfunction in patients with irritable bowel syndrome and non-ulcer dyspepsia«, *Digestion,* 1998; 59(1): 79–85.
51. Longstreth, G. F., Yao, J. F.: »Irritable bowel syndrome and surgery: a multivariable analysis«, *Gastroenterology,* Juni 2004; 126(7): 1665–1673.
52. Longstreth, G. F.: »Avoiding unnecessary surgery in irritable bowel syndrome«, *Gut,* Mai 2007; 56(5): 608–610.
53. Mayer, E. A.: »Clinical practice. Irritable bowel syndrome«, *N. Engl. J. Med.* 17. April 2008; 358(16): 1692–1699.
54. Dalrymple, J., Bullock, I.: »Diagnosis and management of irritable bowel syndrome in adults in primary care: summary of NICE guidance«, *BMJ,* 8. März 2008; 336(7643): 556–558.
55. Whitehead, W. E., Palsson, O. S., Feld, A. D., Levy, R. L., von Korff, M., Turner, M. J., Drossman, D. A.: »Utility of red flag symptom exclusions in the diagnosis of irritable bowel syndrome«, *Aliment. Pharmacol. Ther.,* 1. Juli 2006; 24(1): 137–146.
56. Walsh, J. M., Terdiman, J. P.: »Colorectal cancer screening: scientific review«, *JAMA,* 12. März 2003; 289(10): 1288–1296.

Was ist in Ihrem Darm los?

1. Delvaux, M.: »Role of visceral sensitivity in the pathophysiology of irritable bowel syndrome«, *Gut*, Juli 2002; 51 Suppl 1: i 67–71.
2. Zhou, Q., Verne, G. N.: »New insights into visceral hypersensitivity – clinical implications in IBS«, *Nature Reviews. Gastroenterology & Hepatology*, Juni 2011; 8(6): 349–355.
3. Woolf, C. J.: »Central sensitization: implications for the diagnosis and treatment of pain«, *Pain*, März 2011; 152(Suppl 3): S2–15.
4. Gwee, K. A., Chua, A. S.: »Functional dyspepsia and irritable bowel syndrome, are they different entities and does it matter?«, *World J. Gastroenterol.*, 7. Mai 2006; 12(17): 2708–2712.
5. van der Voort, I. R., Osmanoglou, E., Seybold, M., Heymann-Monnikes, I., Tebbe, J., Wiedenmann, B., Klapp, B. F., Mönnikes, H.: »Electrogastrography as a diagnostic tool for delayed gastric emptying in functional dyspepsia and irritable bowel syndrome«, *Neurogastroenterol. Motil.*, Okt. 2003; 15(5): 467–473.
6. Welgan, P., Meshkinpour, H., Ma, L.: »Role of anger in antral motor activity in irritable bowel syndrome«, *Dig. Dis. Sci.*, Feb. 2000; 45(2): 248–251.
7. Bäckhed, F., Ley, R. E., Sonnenburg, J. L., Peterson, D. A., Gordon, J. I.: »Host-bacterial mutualism in the human intestine«, *Science*, 25. März 2005; 307(5717): 1915–1920.
8. Lin, H. C.: »Small intestinal bacterial overgrowth: a framework for understanding irritable bowel syndrome«, *JAMA*, 18. Aug. 2004; 292(7): 852–858.
9. Kassinen, A., Krogius-Kurikka, L., Makivuokko, H. et al.: »The fecal microbiota of irritable bowel syndrome patients differs significantly from that of healthy subjects«, *Gastroenterology*, 2007; 133: 24–33.
10. Bixquert Jimenez, M.: »Treatment of irritable bowel syndrome with probiotics. An etiopathogenic approach at last?«, *Revista Española de Enfermedades Digestivas*, Aug. 2009; 101(8): 553–564.
11. Dahlqvist, G., Piessevaux, H.: »Irritable bowel syndrome: the role of the intestinal microbiota, pathogenesis and therapeutic targets«, *Acta Gastroenterologica Belgica*, Sept. 2011; 74(3): 375–380.

12. Bixquert Jimenez, M.: »Treatment of irritable bowel syndrome with probiotics. An etiopathogenic approach at last?«, *Rev. Esp. Enferm. Dig.*, Aug. 2009; 101(8): 553–564.
13. Ohman, L., Isaksson, S., Lindmark, A. C., Posserud, I., Stotzer, P. O., Strid, H., Sjövall, H., Simren, M.: »T-cell activation in patients with irritable bowel syndrome«, *Am. J. Gastroenterol.*, Mai 2009; 104(5): 1205–1212.
14. Buhner, S., Li, Q., Vignali, S., Barbara, G., De Giorgio, R., Stanghellini, V., Cremon, C., Zeller, F., Langer, R., Daniel, H., Michel, K., Schemann, M.: »Activation of human enteric neurons by supernatants of colonic biopsy specimens from patients with irritable bowel syndrome«, *Gastroenterology*, Okt. 2009; 137(4): 1425–1434.
15. Khan, W. I., Collins, S. M.: »Gut motor function: immunological control in enteric infection and inflammation«, *Clinical and Experimential Immunology*, März 2006; 143(3): 389–397.
16. Brint, E. K., MacSharry, J., Fanning, A., Shanahan, F., Quigley, E. M.: »Differential expression of toll-like receptors in patients with irritable bowel syndrome«, *Am. J. Gastroenterol*, Feb. 2011; 106(2): 329–336.
17. Arrieta, M. C., Bistritz, L., Meddings, J. B.: »Alterations in intestinal permeability«, *Gut*, Okt. 2006; 55(10): 1512–1520.
18. Ebd.
19. Shen, L., Turner, J. R.: »Role of epithelial cells in initiation and propagation of intestinal inflammation. Eliminating the static: tight junction dynamics exposed«, *American Journal of Physiology. Gastrointestinal and Liver Physiology*, April 2006; 290(4): G577–582.
20. Zhou, Q., Zhang, B., Verne, G. N.: »Intestinal membrane permeability and hypersensitivity in the irritable bowel syndrome«, *Pain*, Nov. 2009; 146(1–2): 41–46.
21. Barbara, G.: »Mucosal barrier defects in irritable bowel syndrome. Who left the door open?«, *Am. J. Gastroenterol.*, Juni 2006; 101(6): 1295–1298.
22. Zhou, Q., Zhang, B., Verne, G. N.: »Intestinal membrane permeability and hypersensitivity in the irritable bowel syndrome«, *Pain*, Nov. 2009; 146(1–2): 41–46.
23. Dunlop, S. P., Hebden, J., Campbell, E., Naesdal, J., Olbe, L., Perkins, A. C., Spiller, R. C.: »Abnormal intestinal permeability in subgroups of diarrhea-predominant irritable bowel syn-

dromes«, *Am. J. Gastroenterol.*, Juni 2006; 101(6): 1288–94. Erratum in: *Am. J. Gastroenterol.*, Aug. 2006; 101(8): 1944.
24. Konturek, P. C., Brzozowski, T., Konturek, S. J.: »Stress and the gut: pathophysiology, clinical consequences, diagnostic approach and treatment options«, *Journal of Physiology and Pharmacology*, Dez. 2011; 62(6): 591–599.
25. Chang, L.: »The role of stress on physiologic responses and clinical symptoms in irritable bowel syndrome«, *Gastroenterology*, März 2011; 140(3): 761–765. Epub 19. Jan. 2011.
26. Kennedy, P. J., Clarke, G., Quigley, E. M., Groeger, J. A., Dinan, T. G., Cryan, J. F.: »Gut memories: towards a cognitive neurobiology of irritable bowel syndrome«, *Neuroscience and Biobehavioral Reviews*, Jan. 2012; 36(1): 310–440. Epub 13. Juli 2011.
27. Bercik, P., Park, A. J., Sinclair, D., Khoshdel, A., Lu, J., Huang, X., Deng, Y., Blennerhassett, P. A., Fahnestock, M., Moine, D., Berger, B., Huizinga, J. D., Kunze, W., McLean, P. G., Bergonzelli, G. E., Collins, S. M., Verdu, E. F.: »The anxiolytic effect of Bifidobacterium longum NCC3001 involves vagal pathways for gut-brain communication«, *Neurogastroenterol. Motil.*, Dez. 2011; 23(12): 1132–1139.

TEIL 2: DEN DARM RICHTIG FIT MACHEN

Bakterien – die bösen vertreiben und die guten in Balance bringen
1. Hawrelak, J. A., Myers, S. P.: »The causes of intestinal dysbiosis: a review«, *Alternative Medicine Review*, Juni 2004; 9(2): 180–197.
2. Ghoshal, U. C., Shukla, R., Ghoshal, U., Gwee, K. A., Ng, S. C., Quigley, E. M.: »The gut microbiota and irritable bowel syndrome: friend or foe?«, *International Journal of Inflammation*, 2012; 2012: 151085.
3. Pimentel, M., Chow, E. J., Lin, H. C.: »Normalization of lactulose breath testing correlates with symptom improvement in irritable bowel syndrome. A double-blind, randomized, placebo-controlled study«, *Am. J. Gastroenterol.*, Feb. 2003; 98(2): 412–419.
4. Pimentel, M., Lembo, A., Chey, W. D., Zakko, S., Ringel, Y., Yu, J., Mareya, S. M., Shaw, A. L., Bortey, E., Forbes, W. P.: »TARGET Study Group. Rifaximin therapy for patients with irritable bowel syndrome without constipation«, *N. Engl. J. Med.*, 6. Jan. 2011; 364(1): 22–32.

5. Lin, H. C.: »Small intestinal bacterial overgrowth: a framework for understanding irritable bowel syndrome«, *JAMA*, 18. Aug. 2004; 292(7): 852–858.
6. Dukowicz, A. C., Lacy, B. E., Levine, G. M.: »Small intestinal bacterial overgrowth: a comprehensive review«, *Gastroenterology & Hepatology* (NY), Feb. 2007; 3(2): 112–122.
7. Pyleris, E., Giamarellos-Bourboulis, E. J., Tzivras, D., Koussoulas, V., Barbatzas, C., Pimentel, M.: »The prevalence of overgrowth by aerobic bacteria in the small intestine by small bowel culture: relationship with irritable bowel syndrome«, *Dig. Dis. Sci.*, Mai 2012; 57(5): 1321–9; Epub 20. Jan. 2012.
8. Lin, H. C.: »Small intestinal bacterial overgrowth: a framework for understanding irritable bowel syndrome«, *JAMA*, 18. Aug. 2004; 292(7): 852–858.
9. Haboubi, N. Y., Lee, G. S., Montgomery, R. D.: »Duodenal mucosal morphometry of elderly patients with small intestinal bacterial overgrowth: response to antibiotic treatment«, *Age and Ageing*, Jan. 1991; 20(1): 29–32.
10. Reddymasu, S. C., Sostarich, S., McCallum, R. W.: »Small intestinal bacterial overgrowth in irritable bowel syndrome: are there any predictors?«, *BMC Gastroenterol.*, 22. Feb. 2010; 10:23.
11. Collins, B. S., Lin, H. C.: »Chronic abdominal pain in children is associated with high prevalence of abnormal microbial fermentation«, *Dig. Dis. Sci.*, Jan. 2010; 55(1):124–130.
12. Bures, J., Cyrany, J., Kohoutova, D., Förstl, M., Rejchrt, S., Kvetina, J., Vorisek, V., Kopacova, M.: »Small intestinal bacterial overgrowth syndrome«, *World. J. Gastroenterol.*, 28. Juni 2010; 16(24): 2978–2990.
13. Pimentel, M., Wallace, D., Hallegua, D., Chow, E., Kong, Y., Park, S., Lin, H. C.: »A link between irritable bowel syndrome and fibromyalgia may be related to findings on lactulose breath testing«, *Annuals of the Rheumatic Diseases*, 2004; 63:450–452.
14. Rubio-Tapia, A., Barton, S. H., Rosenblatt, J. E., Murray, J. A.: »Prevalence of small intestine bacterial overgrowth diagnosed by quantitative culture of intestinal aspirate in celiac disease«, *J. Clin. Gastroenterol.*, 2009; 43: 157–161.
15. Almeida, J. A., Kim, R., Stoita, A., McIver, C. J., Kurtovic, J., Riordan, S. M.: »Lactose malabsorption in the elderly: role of small intestinal bacterial overgrowth«, *Scand. J. Gastroenterol.*, 2008; 43: 146–154.

16. Teo, M., Chung, S., Chitti, L., Tran, C., Kritas, S., Butler, R., Cummins, A.: »Small bowel bacterial overgrowth is a common cause of chronic diarrhea«, *J. Gastroenterol. Hepatol.*, 19. Aug. 2004; 19(8): 904–909.
17. Sachdeva, S., Rawat, A. K., Reddy, R. S., Puri, A. S.: »Small intestinal bacterial overgrowth (SIBO) in irritable bowel syndrome: frequency and predictors«, *J. Gastroenterol. Hepatol.*, April 2011; 26 Suppl 3: 135–138.
18. Lewis, S. J., Franco, S., Young, G., O'Keefe, S. J.: »Altered bowel function and duodenal bacterial overgrowth in patients treated with omeprazole«, *Aliment. Pharmacol. Ther.*, Aug. 1996; 10(4): 557–651.
19. Spiegel, B. M., Chey, W. D., Chang, L.: »Bacterial overgrowth and irritable bowel syndrome: unifying hypothesis or a spurious consequence of proton pump inhibitors?«, *Am. J. Gastroenterol.*, Dez. 2008; 103(12): 2972–2976.
20. Compare, D., Pica, L., Rocco, A., De Giorgi, F., Cuomo, R., Sarnelli, G., Romano, M., Nardone, G.: »Effects of long-term PPI treatment on producing bowel symptoms and SIBO«, *European Journal of Clinical Investigation*, April 2011; 41(4): 380–386.
21. Kelly, G. S.: »Hydrochloric acid: physiological functions and clinical implications«, *Alt. Med. Rev.*, 1997; 2(2): 116–127.
22. Reddymasu, S. C., Sostarich, S., McCallum, R. W.: »Small intestinal bacterial overgrowth in irritable bowel syndrome: are there any predictors?«, *BMC Gastroenterol.*, 22. Feb. 2010; 10: 23.
23. Tursi, A., Brandimarte, G., Giorgetti, G.: »High prevalence of small intestinal bacterial overgrowth in celiac patients with persistence of gastrointestinal symptoms after gluten withdrawal«, *Am. J. Gastroenterol.*, April 2003; 98(4): 839–843.
24. Rubio-Tapia, A., Barton, S. H., Rosenblatt, J. E., Murray, J. A.: »Prevalence of small intestine bacterial overgrowth diagnosed by quantitative culture of intestinal aspirate in celiac disease«, *J. Clin. Gastroenterol.*, Feb. 2009; 43(2): 157–161.
25. Quigley, E. M.: »Do patients with functional gastrointestinal disorders have an altered gut flora?«, *Therapeutic Advances in Gastroenterology*, Juli 2009; 2(4): 23–30.
26. Ebd.
27. Jalanka-Tuovinen, J., Salonen, A., Nikkilä, J., Immonen, O., Kekkonen, R., Lahti, L., Palva, A., de Vos, W. M.: »Intestinal microbiota in healthy adults: temporal analysis reveals individual and

common core and relation to intestinal symptoms«, *PLoS One*, 2011; 6(7): e23035.
28. Kassinen, A., Krogius-Kurikka, L., Makivuokko, H. et al.: »The fecal microbiota of irritable bowel syndrome patients differs significantly from that of healthy subjects«, *Gastroenterology*, 2007; 133: 24–33.
29. Maukonen, J., Satokari, R., Mättö, J., Söderlund, H., Mattila-Sandholm, T., Saarela, M.: »Prevalence and temporal stability of selected clostridial groups in irritable bowel syndrome in relation to predominant faecal bacteria«, *Journal of Medical Microbiology*, Mai 2006; 55(Pt 5): 625–633.
30. Rinttilä, T., Lyra, A., Krogius-Kurikka, L., Palva, A.: »Real-time PCR analysis of enteric pathogens from fecal samples of irritable bowel syndrome subjects«, *Gut Pathogens*, 26. April 2011; 3(1): 6.
31. Shanahan, F.: »Irritable bowel syndrome: shifting the focus toward the gut microbiota«, *Gastroenterology*, Juli 2007; 133(1): 340-2.
32. Niedzielin, K., Kordecki, H., Birkenfeld, B.: »A controlled, double-blind, randomized study on the efficacy of Lactobacillus plantarum 299V in patients with irritable bowel syndrome«, *Eur. J. Gastroenterol. Hepatol.*, Okt. 2001; 13(10): 1143–1147.
33. Thabane, M., Marshall, J. K.: »Post-infectious irritable bowel syndrome«, *World. J. Gastroenterol.*, 7. Aug. 2009; 15(29): 3591–3596.
34. Thabane, M., Kottachchi, D. T., Marshall, J. K.: »Systematic review and meta-analysis: The incidence and prognosis of postinfectious irritable bowel syndrome«, *Aliment. Pharmacol. Ther.*, 15. Aug. 2007; 26(4): 535–544.
35. Ghoshal, U. C., Shukla, R., Ghoshal, U., Gwee, K. A., Ng, S. C., Quigley, E. M.: »The gut microbiota and irritable bowel syndrome: friend or foe?«, *Int. J. Inflam.*, 2012; 2012: 151085.
36. Hanevik, K., Dizdar, V., Langeland, N., Hausken, T.: »Development of functional gastrointestinal disorders after Giardia lamblia infection«, *BMC Gastroenterol.*, 21. April 2009; 9: 27.
37. Nygård, K., Schimmer, B., Søbstad, Ø., Walde, A., Tveit, I., Langeland, N., Hausken, T., Aavitsland, P.: »A large community outbreak of waterborne giardiasis-delayed detection in a non-endemic urban area«, *BMC Public Health*, 25. Mai 2006; 6: 141.
38. Wensaas, K. A., Langeland, N., Hanevik, K., Mørch, K., Eide, G.

E., Rortveit, G.: »Irritable bowel syndrome and chronic fatigue 3 years after acute giardiasis: historic cohort study«, *Gut*, Feb. 2012; 61(2): 214–219.
39. Hanevik, K., Dizdar, V., Langeland, N., Hausken, T.: »Development of functional gastrointestinal disorders after Giardia lamblia infection«, *BMC Gastroenterol.*, 21. April 2009; 9: 27.
40. DuPont, A. W.: »Postinfectious irritable bowel syndrome«, *Clinical Infectious Diseases*, 15. Feb. 2008; 46(4): 594–599.
41. Mendall, M. A., Kumar, D.: »Antibiotic use, childhood affluence and irritable bowel syndrome (IBS)«, *Eur. J. Gastroenterol. Hepatol.*, 1998; 10: 59–62.
42. Ligaarden, S. C., Axelsson, L., Naterstad, K., Lydersen, S., Farup, P. G.: »A candidate probiotic with unfavourable effects in subjects with irritable bowel syndrome: a randomised controlled trial«, *BMC Gastroenterol.*, 10. Feb. 2010; 10: 16.
43. Niv, E., Naftali, T., Hallak, R., Vaisman, N.: »The efficacy of Lactobacillus reuteri ATCC 55730 in the treatment of patients with irritable bowel syndrome — a double blind, placebo-controlled, randomized study«, *Clinical Nutrition*, Dez. 2005; 24(6): 925–931.
44. Bauserman, M., Michail, S.: »The use of Lactobacillus GG in irritable bowel syndrome in children: a double-blind randomized control trial, *The Journal of Pediatrics*, Aug. 2005; 147(2): 197–201.
45. McFarland, L. V., Dublin, S.: »Meta-analysis of probiotics for the treatment of irritable bowel syndrome«, *World J. Gastroenterol.*, 7. Mai 2008; 14(17): 2650–2661.
46. Haller, D. et al.: »Guidance for substantiating the evidence for beneficial effects of probiotics: probiotics in chronic inflammatory bowel disease and the functional disorder irritable bowel syndrome«, *J. Nutr.*, März 2010; 140(3): 690S–697S.
47. Stotzer, P. O., Blomberg, L., Conway, P. L., Henriksson, A., Abrahamsson, H.: »Probiotic treatment of small intestinal bacterial overgrowth by Lactobacillus fermentum KLD«, *Scandinavian Journal of Infectious Diseases*, 1996; 28(6): 615–619.
48. Barrett, J. S., Canale, K. E., Gearry, R. B., Irving, P. M., Gibson, P. R.: »Probiotic effects on intestinal fermentation patterns in patients with irritable bowel syndrome«, *World J. Gastroenterol.*, 28. Aug. 2008; 14(32): 5020–5024.
49. Gabrielli, M., Lauritano, E. C., Scarpellini, E., Lupascu, A., Ojet-

ti, V., Gasbarrini, G., Silveri, N. G., Gasbarrini, A.: »Bacillus clausii as a treatment of small intestinal bacterial overgrowth«, *Am. J. Gastroenterol.*, Mai 2009; 104(5): 1327–1328.
50. Schiffrin, E. J., Parlesak, A., Bode, C., Bode, J. C., van't Hof, M. A., Grathwohl, D., Guigoz, Y.: »Probiotic yogurt in the elderly with intestinal bacterial overgrowth: endotoxaemia and innate immune functions«, *The British Journal of Nutrition*, April 2009; 101(7): 961–966.
51. Soifer, L. O., Peralta, D., Dima, G., Besasso, H.: »Comparative clinical efficacy of a probiotic vs. an antibiotic in the treatment of patients with intestinal bacterial overgrowth and chronic abdominal functional distention: a pilot study«, *Acta Gastroenterológica Latinoamericana*, Dez. 2010; 40(4): 323–327.
52. Roberfroid, M., Gibson, G. R., Hoyles, L. et al.: »Prebiotic effects: metabolic and health benefits«, *Br. J. Nutr.*, Aug. 2010; 104 Suppl 2: S1–63.
53. Shen, Y. H., Nahas, R.: »Complementary and alternative medicine for treatment of irritable bowel syndrome«, *Canadian Family Physician*, Feb. 2009; 55(2): 143–148.
54. Logan, A. C., Beaulne, T. M.: »The treatment of small intestinal bacterial overgrowth with enteric-coated peppermint oil: a case report«, *Altern. Med. Rev.*, Okt. 2002; 7(5): 410–417.
55. Quigley, E. M., Abu-Shanab, A.: »Small intestinal bacterial overgrowth«, *Infectious Disease Clinics of North America*, Dez. 2010; 24(4): 943–959, viii–ix.
56. Menees, S. B., Maneerattannaporn, M., Kim, H. M., Chey, W. D.: »The efficacy and safety of rifaximin for the irritable bowel syndrome: a systematic review and meta-analysis«, *Am. J. Gastroenterol.*, Jan. 2012; 107(1): 28–35.
57. Cremonini, F., Lembo, A.: »Rifaximin for the treatment of irritable bowel syndrome«, *Expert Opinion on Pharmacotherapy*, Feb. 2012; 13(3): 433–440.
58. Farrell, D. J.: »Rifaximin in the treatment of irritable bowel syndrome: is there a high risk for development of antimicrobial resistance?«, *J. Clin. Gastroenterol.*, März 2013; 47(3): 205–211.

Gesünder durch eine gute Verdauung
1. Sharp, G. S., Fister, H. W.: »The diagnosis and treatment of achlorhydria: ten-year study«, *Journal of the American Geriatrics Society*, 1967; 15: 786–791.

2. Brummer, P., Kasanen, A.: »The effect of hydrochloric acid on the indican metabolism in achlorhydria«, *Acta Medica Scandinavica*, 30. Juni 1956; 155(1): 11–14.
3. Pounder, R. E., Fraser, A. G.: »Gastric acid secretion and intragastric acidity: measurement in health and disease«, *Bailliere's Clinical Gastroenterology*, März 1993; 7(1): 55–80.
4. Gerards, C., Leodolter, A., Glasbrenner, B., Malfertheiner, P.: »H. pylori infection and visceral hypersensitivity in patients with irritable bowel syndrome«, *Dig. Dis.*, 2001; 19(2): 170–173.
5. Compare, D., Pica, L., Rocco, A., De Giorgi, F., Cuomo, R., Sarnelli, G., Romano, M., Nardone, G.: »Effects of long-term PPI treatment on producing bowel symptoms and SIBO«, *Eur. J. Clin. Invest.*, April 2011; 41(4): 380–386.
6. Leeds, J. S., Hopper, A. D., Sidhu, R., Simmonette, A., Azadbakht, N., Hoggard, N., Morley, S., Sanders, D. S.: »Some patients with irritable bowel syndrome may have exocrine pancreatic insufficiency«, *Clin. Gastroenterol. Hepatol.*, Mai 2010; 8(5): 433–438.
7. Money, M. E., Walkowiak, J., Virgilio, C., Talley, N. J.: »Pilot study: a randomised, double blind, placebo controlled trial of pancrealipase for the treatment of postprandial irritable bowel syndrome-diarrhoea«, *Frontline Gastroenterology*, Jan. 2011; 2(1): 48–56.
8. Suarez, F., Levitt, M. D., Adshead, J., Barkin, J. S.: »Pancreatic supplements reduce symptomatic response of healthy subjects to a high fat meal«, *Dig. Dis. Sci.*, Jul. 1999; 44(7): 1317–1321.
9. Money, M. E., Hofmann, A. F., Hagey, L. R., Walkowiak, J., Talley, N. J.: »Treatment of irritable bowel syndrome-diarrhea with pancrealipase or colesevelam and association with steatorrhea«, *Pancreas*, März 2009; 38(2): 232–233.
10. Braganza, J. M., Lee, S. H., McCloy, R. F., McMahon, M. J.: »Chronic pancreatitis«, *Lancet*, 2. April 2011; 377(9772): 1184–1197.
11. Walters, J. R., Pattni, S. S.: »Managing bile acid diarrhoea«, *Therapeutic Advances in Gastroenterology*, Nov. 2010; 3(6): 349–357.
12. Wedlake, L., A'Hern, R., Russell, D., Thomas, K., Walters, J. R., Andreyev, H. J.: »Systematic review: the prevalence of idiopathic bile acid malabsorption as diagnosed by SeHCAT scanning in patients with diarrhoea-predominant irritable bowel syndrome«, *Aliment. Pharmacol. Ther.*, Okt. 2009; 30(7): 707–717.

13. Walters, J. R., Pattni, S. S.: »Managing bile acid diarrhoea«, Therap. Adv. Gastroenterol., Nov. 2010; 3(6): 349–357.
14. Roberts, S. H., James, O., Jarvis, E. H.: »Bacterial overgrowth syndrome without ›blind loop‹: A cause for malnutrition in the elderly«, Lancet, 10. Dez. 1977; 2(8050): 1193–1195.
15. Prousky, J. E.: »Cobalamin deficiency in elderly patients«, CMAJ, 15. Feb. 2005; 172(4): 450–451.
16. Yago, M. A., Frymoyer, A., Smelick, G. S., Frassetto, L. A., Budha, N., Dresser, M. J., Ware, J., Benet, L. Z.: »Gastric re-acidification with betaine HCl in healthy volunteers with rabeprazole-induced hypochlorhydria«, Molecular Pharmaceutics, 27. Aug. 2013. [Epub im Vorgriff auf Printausgabe]
17. Roxas, M.: »The role of enzyme supplementation in digestive disorders«, Altern. Med. Rev., 2008; 13(4): 307–314.
18. Resnick, C.: »Microbial Enzyme Therapy«, In: J. E. Pizzorno und M. T. Murray (Hrsg.): Textbook of Natural Medicine, 4. Auflage (S. 876–881), Churchill Livingstone 2012.
19. Money, M. E., Camilleri, M.: »Review: management of postprandial diarrhea syndrome«, The American Journal of Medicine, Juni 2012; 125(6): 538–544.
20. Westergaard, H.: »Bile acid malabsorption«, Current Treatment Options in Gastroenterology, Feb. 2007; 10(1): 28–33.
21. Stenman, L. K., Holma, R., Korpela, R.: »High-fat-induced intestinal permeability dysfunction associated with altered fecal bile acids«, World J. Gastroenterol., 7. März 2012; 18(9): 923–929.
22. Cummings, J. H., Wiggins, H. S., Jenkins, D. J., Houston, H., Jivraj, T., Drasar, B. S., Hill, M. J.: »Influence of diets high and low in animal fat on bowel habit, gastrointestinal transit time, fecal microflora, bile acid, and fat excretion«, The Journal of Clinical Investigation, April 1978; 61(4): 953–963.
23. Fried, M., Jansen, J. B., Harpole, T. et al.: »Pancreatobiliary responses to an intragastric amino acid meal: comparison to albumin, dextrose, and a maximal cholecystokinin stimulus«, Gastroenterology, 1989; 97: 1544–1549.
24. Gråsten, S. M., Juntunen, K. S., Poutanen, K. S., Gylling, H. K., Miettinen, T. A., Mykkänen, H. M.: »Rye bread improves bowel function and decreases the concentrations of some compounds that are putative colon cancer risk markers in middle-aged women and men«, J. Nutr., Sept. 2000; 130(9): 2215–2221.
25. Nagengast, F. M., van den Ban, G., Ploemen, J. P., Leenen, R.,

Zock, P. L., Katan, M. B., Hectors, M. P., de Haan, A. F., van Tongeren, J. H.: »The effect of a natural high-fibre diet on faecal and biliary bile acids, faecal pH and whole-gut transit time in man. A controlled study«, *Eur. J. Clin. Nutr.*, Sept. 1993; 47(9): 631–639.
26. Spiller, G. A., Story, J. A., Lodics, T. A., Pollack, M., Monyan, S., Butterfield, G., Spiller, M.: »Effect of sun-dried raisins on bile acid excretion, intestinal transit time, and fecal weight: a dose-response study«, *Journal of Medicinal Food*, Summer 2003; 6(2): 87–91.

Verstopfung beseitigen und das System neu starten
1. Bassotti, G., Carlani, E., Baldón, M., Gullà, N., Morozzi, B., Villanacci, V.: »Painful constipation: a neglected entity?«, *Rev. Esp. Enferm. Dig.*, Jan. 2011; 103(1): 25–28.
2. Hunter, J. O.: *Irritable bowel solutions: the essential guide to irritable bowel syndrome, its causes and treatments,* Vermilion: London 2007.
3. Raahave, D., Loud, F. B: »Additional faecal reservoirs or hidden constipation: a link between functional and organic bowel disease«, *Danish Medical Bulletin*, Nov. 2004; 51(4): 422–425.
4. Raahave, D., Christensen, E., Loud, F. B., Knudsen, L. L.: »Correlation of bowel symptoms with colonic transit, length, and faecal load in functional faecal retention«, *Dan. Med. Bull.*, Mai 2009; 56(2): 83–88.
5. Nurko, S., Scott, S. M.: »Coexistence of constipation and incontinence in children and adults«, *Best Practice & Research. Clinical Gastroenterology*, Feb. 2011; 25(1): 29–41.
6. Foxx-Orenstein, A. E., McNally, M. A., Odunsi, S. T.: »Update on constipation: one treatment does not fit all«, *Cleve. Clin. J. Med.*, Nov. 2008; 75(11): 813–824.
7. Chmielewska, A., Szajewska, H.: »Systematic review of randomised controlled trials: probiotics for functional constipation«, *World J. Gastroenterol.*, 7. Jan. 2010; 16(1): 69–75.
8. Oztürk, R., Rao, S. S.: »Defecation disorders: an important subgroup of functional constipation, its pathophysiology, evaluation and treatment with biofeedback«, *The Turkish Journal of Gastroenterology*, Sept. 2007; 18(3): 139–149.
9. Mulak, A., Paradowski, L.: »Anorectal function and dyssynergic defecation in different subgroups of patients with irritable bowel

syndrome«, *International Journal of Colorectal Disease*, Aug. 2010; 25(8): 1011–1016.
10. Lembo, A., Camilleri, M.: »Chronic constipation«, *N. Engl. J. Med.*, 2. Okt. 2003; 349(14): 1360–1368.
11. Spiller, R., Aziz, Q., Creed, F., Emmanuel, A., Houghton, L., Hungin, P., Jones, R., Kumar, D., Rubin, G., Trudgill, N., Whorwell, P., Clinical Services Committee of The British Society of Gastroenterology: »Guidelines on the irritable bowel syndrome: mechanisms and practical management«, *Gut*, Dez. 2007; 56(12): 1770–1798.
12. Kearney, D. J., Brown-Chang, J.: »Complementary and alternative medicine for IBS in adults: mind-body interventions«, *Nature Clinical Practice. Gastroenterology & Hepatology*, Nov. 2008; 5(11): 624–636.
13. Carroccio, A., Di Prima, L., Iacono, G., Florena, A. M., D'Arpa, F., Sciumè, C., Cefalù, A. B., Noto, D., Averna, M. R.: »Multiple food hypersensitivity as a cause of refractory chronic constipation in adults«, *Scand. J. Gastroenterol.*, April 2006; 41(4): 498–504.
14. Carroccio, A., Iacono, G.: »Review article: Chronic constipation and food hypersensitivity — an intriguing relationship«, *Aliment. Pharmacol. Ther.*, 1. Nov. 2006; 24(9): 1295–1304.
15. Rush, E. C., Patel, M., Plank, L. D., Ferguson, L. R.: »Kiwifruit promotes laxation in the elderly«, *Asia Pacific Journal of Clinical Nutrition*, 2002; 11(2): 164–168.
16. Chan, A. O., Leung, G., Tong, T., Wong, N. Y.: »Increasing dietary fiber intake in terms of kiwifruit improves constipation in Chinese patients«, *World J. Gastroenterol.*, 21. Sept. 2007; 13(35): 4771–4775.
17. Chang, C. C., Lin, Y. T., Lu, Y. T., Liu, Y. S., Liu, J. F.: »Kiwifruit improves bowel function in patients with irritable bowel syndrome with constipation«, *Asia Pac. J. Clin. Nutr.*, 2010; 19(4): 451–457.
18. Udani, J. K., Bloom, D. W.: »Effects of Kivia powder on gut health in patients with occasional constipation: a randomized, double-blind, placebo-controlled study«, *Nutrition Journal*, 8. Juni 2013; 12: 78.
19. Drummond, L., Gearry, R. B.: »Kiwifruit modulation of gastrointestinal motility«, *Advances in Food and Nutrition Research*, 2013; 68: 219–232.

20. Moughan, P. J., Rutherfurd, S. M., Balan, P.: »Kiwifruit, mucins, and the gut barrier«, *Adv. Food Nutr. Res.*, 2013; 68: 169–185.
21. Kaur, L., Boland, M.: »Influence of kiwifruit on protein digestion«, *Adv. Food Nutr. Res.*, 2013; 68: 149–167.
22. Muss, C., Mosgoeller, W., Endler, T.: »Papaya preparation (Caricol®) in digestive disorders«, *Neuro Endocrinology Letters*, 2013; 34(1): 38–46.
23. Cockerell, K. M., Watkins, A. S. M., Reeves, L. B., Goddard, L., Lomer M. C. E.: »Effects of linseeds on the symptoms of irritable bowel syndrome: a pilot randomised controlled trial«, *Journal of Human Nutrition and Dietetics*, 2012; 25: 435–443.
24. Tarpila, S., Tarpila, A., Grohn, P., Silvennoinen, T., Lindberg, L.: »Efficacy of ground flaxseed on constipation in patients with irritable bowel syndrome«, *Current Topics in Nutraceuticals Research*, 2004; 2: 119–125.
25. Enck, P.: »Biofeedback training in disordered defecation: a critical review«, *Dig. Dis. Sci.*, 1993; 38: 1953–1960.

Versteckten Nahrungsmittelunverträglichkeiten auf die Spur kommen

1. Simrén, M., Månsson, A., Langkilde, A. M., Svedlund, J., Abrahamsson, H., Bengtsson, U., Björnsson, E. S.: »Food-related gastrointestinal symptoms in the irritable bowel syndrome«, *Digestion*, 2001; 63(2): 108–115.
2. Heizer, W. D., Southern, S., McGovern, S.: »The role of diet in symptoms of irritable bowel syndrome in adults: a narrative review«, *Journal of the American Dietetic Association*, Juli 2009; 109(7): 1204–1214.
3. Ebd.
4. Green, P. H., Cellier, C.: »Celiac Disease«, *N. Engl. J. Med.*, 2007; 357: 1731–1743.
5. Presutti, R. J., Cangemi, J. R., Cassidy, H. D., Hill, D. A.: »Celiac disease«, *Am. Fam. Physician*, 15. Dez. 2007; 76(12): 1795–1802.
6. D'Amico, M. A., Holmes, J., Stavropoulos, S. N. et al.: »Presentation of pediatric celiac disease in the United States: prominent effect of breastfeeding«, *Clinical Pediatrics (Phila)*, 2005; 44: 249–258.
7. Presutti, R. J., Cangemi, J. R., Cassidy, H. D., Hill, D. A.: »Celiac disease«, *Am. Fam. Physician*, 15. Dez. 2007; 76(12): 1795–1802.

8. Niewinski, M. M.: »Advances in celiac disease and gluten-free diet«, *J. Am. Diet. Assoc.,* April 2008; 108(4): 661–672.
9. Green, P. H.: »The many faces of celiac disease: clinical presentation of celiac disease in the adult population«, *Gastroenterology,* April 2005; 128(4 Suppl 1): S74–78.
10. Ford, A. C., Chey, W. D., Talley, N. J., Malhotra, A., Spiegel, B. M., Moayyedi, P.: »Yield of diagnostic tests for celiac disease in individuals with symptoms suggestive of irritable bowel syndrome: systematic review and metaanalysis«, *Arch. Intern. Med.,* 13. April 2009; 169(7): 651–658.
11. American College of Gastroenterology Task Force on Irritable Bowel Syndrome, Brandt, L. J., Chey, W. D., Foxx-Orenstein, A. E., Schiller, L. R., Schoenfeld, P. S., Spiegel, B. M., Talley, N. J., Quigley, E. M.: »An evidence-based position statement on the management of irritable bowel syndrome«, *Am. J. Gastroenterol.,* Jan. 2009; 104 Suppl 1: S1–35.
12. Niewinski, M. M.: »Advances in celiac disease and gluten-free diet«, *J. Am. Diet. Assoc.,* April 2008; 108(4): 661–672.
13. Biesiekierski, J. R., Newnham, E. D., Irving, P. M., Barrett, J. S., Haines, M., Doecke, J. D., Shepherd, S. J., Muir, J. G., Gibson, P. R.: »Gluten causes gastrointestinal symptoms in subjects without celiac disease: a double-blind randomized placebo-controlled trial«, *Am. J. Gastroenterol.,* März 2011; 106(3): 508–514.
14. Shahbazkhani, B., Forootan, M., Merat, S., Akbari, M. R., Nasserimoghadam, S., Vahedi, H., Malekzadeh, R.: »Coeliac disease presenting with symptoms of irritable bowel syndrome«, *Aliment. Pharmacol. Ther.,* 15. Juli 2003; 18(2): 231–235.
15. Usai, P., Manca, R., Cuomo, R., Lai, M. A., Boi, M. F.: »Effect of gluten-free diet and co-morbidity of irritable bowel syndrome-type symptoms on health-related quality of life in adult coeliac patients«, *Digestive and Liver Disease,* Sept. 2007; 39(9): 824–828.
16. Campbell, A. K., Matthews, S. B., Vassel, N., Cox, C. D., Naseem, R., Chaichi, J., Holland, I. B., Green, J., Wann, K. T.: »Bacterial metabolic ›toxins‹: a new mechanism for lactose and food intolerance, and irritable bowel syndrome«, *Toxicology,* 30. Dez. 2010; 278(3): 268–276.
17. Jellema, P., Schellevis, F. G., van der Windt, D. A., Kneepkens, C. M., van der Horst, H. E.: »Lactose malabsorption and intolerance: a systematic review on the diagnostic value of gastrointesti-

nal symptoms and self-reported milk intolerance«, *QJM*, Aug. 2010; 103(8): 555–572.
18. Matthews, S. B., Waud, J. P., Roberts, A. G., Campbell, A. K.: »Systemic lactose intolerance: a new perspective on an old problem«, *Postgraduate Medical Journal*, März 2005; 81(953): 167–173.
19. Lomer, M. C., Parkes, G. C., Sanderson, J. D.: »Review article: Lactose intolerance in clinical practice – myths and realities«, *Aliment. Pharmacol. Ther.*, 15. Jan. 2008; 27(2): 93–103.
20. Rana, S. V., Mandal, A. K., Kochhar, R., Katyal, R., Singh, K.: »Lactose intolerance in different types of irritable bowel syndrome in north Indians«, *Tropical Gastroenterology*, Okt.–Dez. 2001; 22(4): 202–204.
21. Hertzler, S. R., Huynh, B. C., Savaiano, D. A.: »How much lactose is low lactose?«, *J. Am. Diet. Assoc.*, März 1996; 96(3): 243–246.
22. Matthews, S. B., Waud, J. P., Roberts, A. G., Campbell, A. K.: »Systemic lactose intolerance: a new perspective on an old problem«, *Postgrad. Med. J.*, März 2005; 81(953): 167–173.
23. Vernia, P., Ricciardi, M. R., Frandina, C., Bilotta, T., Frieri, G.: »Lactose malabsorption and irritable bowel syndrome. Effect of a long-term lactose-free diet«, *The Italian Journal of Gastroenterology*, April 1995; 27(3): 117–121.
24. Böhmer, C. J., Tuynman, H. A.: »The effect of a lactose-restricted diet in patients with a positive lactose tolerance test, earlier diagnosed as irritable bowel syndrome: a 5-year follow-up study«, *Eur. J. Gastroenterol. Hepatol.*, Aug. 2001; 13(8): 941–944.
25. Crittenden, R. G., Bennett, L. E.: »Cow's milk allergy: a complex disorder«, *Journal of the American College of Nutrition*, Dez. 2005; 24(6 Suppl): 582S–591S.
26. Niec, A. M., Frankum, B., Talley, N. J.: »Are adverse food reactions linked to irritable bowel syndrome?«, *Am. J. Gastroenterol.*, Nov. 1998; 93(11): 2184–2190.
27. Atkinson, W., Sheldon, T. A., Shaath, N., Whorwell, P. J.: »Food elimination based on IgG antibodies in irritable bowel syndrome: a randomised controlled trial«, *Gut*, Okt. 2004; 53(10): 1459–1464.
28. Zar, S., Mincher, L., Benson, M. J., Kumar, D.: »Food-specific IgG4 antibody-guided exclusion diet improves symptoms and rectal compliance in irritable bowel syndrome«, *Scand. J. Gastroenterol.*, Juli 2005; 40(7): 800–807.

29. Drisko, J., Bischoff, B., Hall, M., McCallum, R.: »Treating irritable bowel syndrome with a food elimination diet followed by food challenge and probiotics«, *J. Am. Coll. Nutr.*, Dez. 2006; 25(6): 514–522.
30. Guo, H., Jiang, T., Wang, J., Chang, Y., Guo, H., Zhang, W.: »The value of eliminating foods according to food-specific immunoglobulin G antibodies in irritable bowel syndrome with diarrhoea«, *The Journal of International Medical Research*, 2012; 40(1): 204–210.
31. Fasano, A., Catassi, C.: »Clinical practice. Celiac disease«, *N. Engl. J. Med.*, 20. Dez. 2012; 367(25): 2419–2426.

Die Bakterien auf eine kohlenhydratarme Diät setzen

1. Beyer, P. L., Caviar, E. M., McCallum, R. W.: »Fructose intake at current levels in the United States may cause gastrointestinal distress in normal adults«, *J. Am. Diet. Assoc.* 2005; 105: 1559–1566.
2. Hurst, A., Knott, F.: »Intestinal carbohydrate dyspepsia«, *QJM*, Jan. 1931; 94: 171–179.
3. Kneepkens, C. M., Vonk, R. J., Fernandes, J.: »Incomplete intestinal absorption of fructose«, *Archives of Disease in Childhood*, Aug. 1984; 59(8): 735–738.
4. Andersson, D. E., Nygren, A.: »Four cases of longstanding diarrhoea and colic pains cured by fructose-free diet — a pathogenetic discussion«, *Acta Med. Scand.* 1978; 203: 87–92.
5. Ledochowski, M., Widner, B., Bair, H. et al.: »Fructose- and sorbitol-reduced diet improves mood and gastrointestinal disturbances in fructose malabsorbers«, *Scand. J. Gastroenterol.*, 2000; 35: 1048–1052.
6. Bray, G. A.: »Fructose: pure, white, and deadly? Fructose, by any other name, is a health hazard«, *Journal of Diabetes Sciences and Technology*, 1. Juli 2010; 4(4): 1003–1007.
7. Marriott, B. P., Cole, N., Lee, E.: »National estimates of dietary fructose intake increased from 1977 to 2004 in the United States«, *J. Nutr.*, Juni 2009; 139(6): 1228S–1235S.
8. Park, Y. K., Yetley, E. A.: »Intakes and food sources of fructose in the United States«, *Am. J. Clin. Nutr.*, Nov. 1993; 58 (5 Suppl): 737S–747S.
9. Beyer, P. L., Caviar, E. M., McCallum, R. W.: »Fructose intake at current levels in the United States may cause gastrointestinal dis-

tress in normal adults«, *J. Am. Diet. Assoc.*, Okt. 2005; 105(10): 1559–1566.
10. Gibson, P. R., Newnham, E., Barrett, J. S., Shepherd, S. J., Muir, J. G.: »Review article: Fructose malabsorption and the bigger picture«, *Aliment. Pharmacol. Ther.*, 15. Feb. 2007; 15; 25(4): 349–363.
11. Latulippe, M. E., Skoog, S. M.: »Fructose malabsorption and intolerance: effects of fructose with and without simultaneous glucose ingestion«, *Critical Reviews in Food Science and Nutrition*, Aug. 2011; 51(7): 583–592.
12. Rumessen, J. J., Gudmand-Høyer, E.: »Malabsorption of fructose-sorbitol mixtures. Interactions causing abdominal distress«, *Scand. J. Gastroenterol.*, 1987; 22: 431–436.
13. Walker, A. R. P., Segal, I.: »Epidemiology of noninfective intestinal diseases in various ethnic groups in South Africa«, *Israel Journal of Medical Sciences*, 1979; 15: 309–313.
14. Bijkerk, C. J., Muris, J. W., Knottnerus, J. A., Hoes, A. W., de Wit, N. J.: »Systematic review: the role of different types of fibre in the treatment of irritable bowel syndrome«, *Aliment. Pharmacol. Ther.*, 1. Feb. 2004; 19(3): 245–51.
15. Nanda, R., James, R., Smith, H., Dudley, C. R., Jewell, D. P.: »Food intolerance and the irritable bowel syndrome«, *Gut*, 1989; 30: 1099–1104.
16. Dear, K. L. E., Elia, M., Hunter, J. O.: »Do interventions which reduce colonic bacterial fermentation improve symptoms of irritable bowel syndrome?«, *Dig. Dis. Sci.*, 2005; 50: 758–766.
17. King, T. S., Elia, M., Hunter, J. O.: »Abnormal colonic fermentation in irritable bowel syndrome«, *Lancet*, 1998; 352: 1187–1189.
18. Goldstein, R., Braverman, D., Stankiewicz, H.: »Carbohydrate malabsorption and the effect of dietary restriction on symptoms of irritable bowel syndrome and functional bowel complaints«, *The Israel Medical Association Journal*, 2000; 2: 583–587.
19. Austin, G. L., Dalton, C. B., Hu, Y., Morris, C. B., Hankins, J., Weinland, S. R., Westman, E. C., Yancy, W. S. Jr., Drossman, D. A.: »A very low-carbohydrate diet improves symptoms and quality of life in diarrhoea-predominant irritable bowel syndrome«, *Clin. Gastroenterol. Hepatol.*, Juni 2009; 7(6): 706–708.e1.
20. Bijkerk, C. J., Muris, J. W., Knottnerus, J. A., Hoes, A. W., de Wit, N. J.: »Systematic review: the role of different types of fibre in the

treatment of irritable bowel syndrome«, *Aliment. Pharmacol. Ther.*, 1. Feb. 2004; 19(3): 245–251.
21. Staudacher, H. M., Whelan, K., Irving, P. M., Lomer, M. C.: »Comparison of symptom response following advice for a diet low in fermentable carbohydrates (FODMAPs) versus standard dietary advice in patients with irritable bowel syndrome«, *J. Hum. Nutr. Diet.*, Okt. 2011; 24(5): 487–495.
22. Barrett, J. S., Gearry, R. B., Muir, J. G., Irving, P. M., Rose, R., Rosella, O., Haines, M. L., Shepherd, S. J., Gibson, P. R.: »Dietary poorly absorbed, short-chain carbohydrates increase delivery of water and fermentable substrates to the proximal colon«, *Aliment. Pharmacol. Ther.*, April 2010; 31(8): 874–882.
23. Gibson, P. R., Shepherd, S. J.: »Personal view: food for thought – western lifestyle and susceptibility to Crohn's disease. The FODMAP hypothesis«, *Aliment. Pharmacol. Ther.*, 15. Juni 2005; 21(12): 1399–1409.
24. Barrett, J. S., Irving, P. M., Shepherd, S. J., Muir, J. G., Gibson, P. R.: »Comparison of the prevalence of fructose and lactose malabsorption across chronic intestinal disorders«, *Aliment. Pharmacol. Ther.*, 1. Juli 2009; 30(2): 165–174.
25. Nucera, G., Gabrielli, M., Lupascu, A., Lauritano, E. C., Santoliquido, A., Cremonini, F., Cammarota, G., Tondi, P., Pola, P., Gasbarrini, G., Gasbarrini, A.: »Abnormal breath tests to lactose, fructose and sorbitol in irritable bowel syndrome may be explained by small intestinal bacterial overgrowth«, *Aliment. Pharmacol. Ther.*, 1. Juni 2005; 21(11): 1391–1395.

Die Nerven der Darm-Hirn-Achse neu verdrahten
1. Spiller, R., Aziz, Q., Creed, F., Emmanuel, A., Houghton, L., Hungin, P., Jones, R., Kumar, D., Rubin, G., Trudgill, N., Whorwell, P.; Clinical Services Committee of The British Society of Gastroenterology: »Guidelines on the irritable bowel syndrome: mechanisms and practical management«, *Gut*, Dez. 2007; 56(12): 1770–1798.
2. Chitkara, D. K., van Tilburg, M. A., Blois-Martin, N., Whitehead, W. E.: »Early life risk factors that contribute to irritable bowel syndrome in adults: a systematic review«, *Am. J. Gastroenterol.*, März 2008; 103(3): 765–774.
3. Koloski, N. A., Jones, M., Kalantar, J., Weltman, M., Zaguirre, J., Talley, N. J.: »The brain–gut pathway in functional gastro-

intestinal disorders is bidirectional: a 12-year prospective population-based study«, *Gut*, 10. Jan. 2012. [Epub im Vorgriff auf Printausgabe]
4. Ford, M. J., Miller, P. M., Eastwood, J., Eastwood, M. A.: »Life events, psychiatric illness and the irritable bowel syndrome«, *Gut*, Feb. 1987; 28(2): 160–165.
5. Bennett, E. J., Tennant, C. C., Piesse, C., Badcock, C. A., Kellow, J. E.: »Level of chronic life stress predicts clinical outcome in irritable bowel syndrome«, *Gut*, Aug. 1998; 43(2): 256–261.
6. McEwen, B. S.: »Protective and damaging effects of stress Mediators«, *N. Engl. J. Med.*, 15. Jan. 1998; 338(3): 171–179.
7. Tsigos, C., Chrousos, G. P.: »Hypothalamic-pituitary-adrenal axis, neuroendocrine factors and stress«, *Journal of Psychosomatic Research*, Okt. 2002; 53(4): 865–871.
8. Kudielka, B. M., Hellhammer, D. H., Wüst, S.: »Why do we respond so differently? Reviewing determinants of human salivary cortisol responses to challenge«, *Psychoneuroendocrinology*, Jan. 2009; 34(1): 2–18.
9. Tsigos, C., Chrousos, G. P.: »Hypothalamic-pituitary-adrenal axis, neuroendocrine factors and stress«, *J. Psychosom. Res.*, Okt. 2002; 53(4): 865–871.
10. Chang, L., Sundaresh, S., Elliott, J., Anton, P. A., Baldi, P., Licudine, A., Mayer, M., Vuong, T., Hirano, M., Naliboff, B. D., Ameen, V. Z., Mayer, E. A.: »Dysregulation of the hypothalamicpituitary-adrenal (HPA) axis in irritable bowel syndrome«, *Neurogastroenterology and Motility*, Feb. 2009; 21(2): 149–159.
11. Dinan, T. G., Quigley, E. M., Ahmed, S. M., Scully, P., O'Brien, S., O'Mahony, L., O'Mahony, S., Shanahan, F., Keeling, P. W.: »Hypothalamic-pituitary-gut axis dysregulation in irritable bowel syndrome: plasma cytokines as a potential biomarker?«, *Gastroenterology*, Feb. 2006; 130(2): 304–311.
12. Heitkemper, M. M., Cain, K. C., Deechakawan, W., Poppe, A., Jun, S. E., Burr, R. L., Jarrett, M. E.: »Anticipation of public speaking and sleep and the hypothalamic-pituitary-adrenal axis in women with irritable bowel syndrome«, *Neurogastroenterol. Motil.*, Juli 2012; 24(7): 626–e271.
13. Murray, C. D., Flynn, J., Ratcliffe, L., Jacyna, M. R., Kamm, M. A., Emmanuel, A. V.: »Effect of acute physical and psychological stress on gut autonomic innervation in irritable bowel syndrome«, *Gastroenterology*, Dez. 2004; 127(6): 1695–1703.

14. Mayer, E. A., Tillisch, K.: »The brain-gut axis in abdominal pain syndromes«, *Annual Review of Medicine*, 2011; 62: 381–396.
15. Tillisch, K., Mayer, E. A., Labus, J. S.: »Quantitative meta-analysis identifies brain regions activated during rectal distention in irritable bowel syndrome«, *Gastroenterology*, Jan. 2011; 140(1): 91–100.
16. Lyte, M., Varcoe, J. J., Bailey, M. T.: »Anxiogenic effect of subclinical bacterial infection in mice in the absence of overt immune activation«, *Physiology & Behavior*, Aug. 1998; 65(1): 63–68.
17. Bercik, P., Park, A. J., Sinclair, D., Khoshdel, A., Lu, J., Huang, X., Deng, Y., Blennerhassett, P. A., Fahnestock, M., Moine, D., Berger, B., Huizinga, J. D., Kunze, W., McLean, P. G., Bergonzelli, G. E., Collins, S. M., Verdu, E. F.: »The anxiolytic effect of Bifidobacterium longum NCC3001 involves vagal pathways for gut-brain communication«, *Neurogastroenterol. Motil.*, Dez. 2011; 23(12): 1132–1139.
18. Messaoudi, M., Lalonde, R., Violle, N., Javelot, H., Desor, D., Nejdi, A., Bisson, J. F., Rougeot, C., Pichelin, M., Cazaubiel, M., Cazaubiel, J. M.: »Assessment of psychotropic-like properties of a probiotic formulation (Lactobacillus helveticus R0052 and Bifidobacterium longum R0175) in rats and human subjects«, *Br. J. Nutr.*, März 2011; 105(5): 755–764.
19. Lackner, J. M., Jaccard, J., Krasner, S. S., Katz, L. A., Gudleski, G. D., Blanchard, E. B.: »How does cognitive behavior therapy for irritable bowel syndrome work? A mediational analysis of a randomized clinical trial«, *Gastroenterology*, Aug. 2007; 133(2): 433–444.
20. Lackner, J. M., Lou Coad, M., Mertz, H. R., Wack, D. S., Katz, L. A., Krasner, S. S., Firth, R., Mahl, T. C., Lockwood, A. H.: »Cognitive therapy for irritable bowel syndrome is associated with reduced limbic activity, GI symptoms, and anxiety«, *Behaviour Research and Therapy*, Mai 2006; 44(5): 621–638.
21. Lackner, J. M., Jaccard, J., Krasner, S. S., Katz, L. A., Gudleski, G. D., Holroyd, K.: »Self-administered cognitive behavior therapy for moderate to severe irritable bowel syndrome: clinical efficacy, tolerability, feasibility«, *Clin. Gastroenterol. Hepatol.*, Aug. 2008; 6(8): 899–906.
22. Whitehead, W. E.: »Hypnosis for irritable bowel syndrome: the empirical evidence of therapeutic effects«, *The International Journal of Clinical and Experimental Hypnosis*, Jan. 2006; 54(1): 7–20.

Die Verdauungsuhr neu stellen
1. Luscombe, F. A.: »Health-related quality of life and associated psychosocial factors in irritable bowel syndrome: a review«, *Quality of Life Research*, 2000; 9: 161–176.
2. Elsenbruch, S., Thompson, J. J., Hamish, M. J. et al.: »Behavioral and physiological sleep characteristics in women with irritable bowel syndrome«, *Am. J. Gastroenterol.*, 2002; 97: 2306–2314.
3. Goldsmith, G., Levin, J. S.: »Effect of sleep quality on symptoms of irritable bowel syndrome«, *Dig. Dis. Sci.*, Okt. 1993; 38(10): 1809–1814.
4. Cremonini, F., Camilleri, M., Zinsmeister, A. R., Herrick, L. M., Beebe, T., Talley, N. J.: »Sleep disturbances are linked to both upper and lower gastrointestinal symptoms in the general population«, *Neurogastroenterol. Motil.*, Feb. 2009; 21(2): 128–135.
5. Nojkov, B., Rubenstein, J. H., Chey, W. D., Hoogerwerf, W. A.: »The impact of rotating shift work on the prevalence of irritable bowel syndrome in nurses«, *Am. J. Gastroenterol.*, April 2010; 105(4): 842–847.
6. Onen, S. H., Alloui, A., Gross, A., Eschallier, A., Dubray, C.: »The effects of total sleep deprivation, selective sleep interruption and sleep recovery on pain tolerance thresholds in healthy subjects«, *Journal of Sleep Research*, März 2001; 10(1): 35–42.
7. Roehrs, T., Hyde, M., Blaisdell, B., Greenwald, M., Roth, T.: »Sleep loss and REM sleep loss are hyperalgesic«, *Sleep*, Feb. 2006; 29(2): 145–151.
8. van Geijlswijk, I. M., Korzilius, H. P., Smits, M. G.: »The use of exogenous melatonin in delayed sleep phase disorder: a meta-analysis«, *Sleep*, Dez. 2010; 33(12): 1605–1614.
9. Chen, C. Q., Fichna, J., Bashashati, M., Li, Y. Y., Storr, M.: »Distribution, function and physiological role of melatonin in the lower gut«, *World J. Gastroenterol.*, 14. Sept. 2014; 17(34): 3888–3898.
10. Roberts-Thomson, I. C., Knight, R. E., Kennaway, D. J. et al.: »Circadian rhythms in patients with abdominal pain syndromes«, *Australian and New Zealand Journal of Medicine*, 1988; 18: 569–574.
11. Song, G. H., Leng, P. H., Gwee, K. A. et al.: »Melatonin improves abdominal pain in irritable bowel syndrome patients who have sleep disturbances: a randomised, double blind, placebo controlled study«, *Gut*, 2005; 54: 1402–1407.

12. Lu, W. Z., Gwee, K. A., Moochhalla, S., Ho, K. Y.: »Melatonin improves bowel symptoms in female patients with irritable bowel syndrome: a double-blind placebo-controlled study«, *Aliment. Pharmacol. Ther.*, 15. Nov. 2005; 22(10): 927–934.
13. Saha, L., Malhotra, S., Rana, S., Bhasin, D., Pandhi, P.: »A preliminary study of melatonin in irritable bowel syndrome«, *J. Clin. Gastroenterol.*, Jan. 2007; 41(1): 29–32.
14. Mirick, D. K., Davis, S.: »Melatonin as a biomarker of circadian dysregulation«, *Cancer Epidemiology, Biomarkers & Prevention*, Dez. 2008; 17(12): 3306–3313.
15. Lewy, A. J., Wehr, T. A., Goodwin, F. K., Newsome, D. A., Markey, S. P.: »Light suppresses melatonin secretion in humans«, *Science*, 1980; 210: 1267–1269.
16. Zeitzer, J. M., Dijk, D. J., Kronauer, R. et al.: »Sensitivity of the human circadian pacemaker to nocturnal light: melatonin phase resetting and suppression«, *The Journal of Physiology*, 2000; 526 Pt 3: 695–702.
17. Buckley, T. M., Schatzberg, A. F.: »On the interactions of the hypothalamic-pituitary-adrenal (HPA) axis and sleep: normal HPA axis activity and circadian rhythm, exemplary sleep disorders«, *The Journal of Clinical Endocrinology and Metabolism*, Mai 2005; 90(5): 3106–3114.
18. Kumar, D., Thompson, P. D., Wingate, D. L., Vesselinova-Jenkins, C. K., Libby, G.: »Abnormal REM sleep in the irritable bowel syndrome«, *Gastroenterology*, Juli 1992; 103(1): 12–17.
19. Malhotra, S., Sawhney, G., Pandhi, P.: »The therapeutic potential of melatonin: a review of the science«, *Medscape General Medicine*, 13. April 2004; 6(2): 46.

Das Fitnessprogramm für den Darm

1. Booth, F. W., Laye, M. J., Lees, S. J., Rector, R. S., Thyfault, J. P.: »Reduced physical activity and risk of chronic disease: the biology behind the consequences«, *European Journal of Applied Physiology and Occupational Physiology*, März 2008; 102(4): 381–390.
2. Martin, D.: »Physical activity benefits and risks on the gastrointestinal system«, *Southern Medical Journal*, Dez. 2011; 104(12): 831–837.
3. O'Keefe, J. H., Vogel, R., Lavie, C. J., Cordain, L.: »Achieving huntergatherer fitness in the 21(st) century: back to the future«, *Am. J. Med.*, Dez. 2010; 123(12): 1082–1086.

4. Booth, F. W., Lees, S. J.: »Fundamental questions about genes, inactivity, and chronic diseases«, *Physiological Genomics*, 17. Jan. 2007; 28(2): 146–157.
5. Colwell, L. J., Prather, C. M., Phillips, S. F., Zinsmeister, A. R.: »Effects of an irritable bowel syndrome educational class on health-promoting behaviors and symptoms«, *Am. J. Gastroenterol.*, Juni 1998; 93(6): 901–905.
6. Lustyk, M. K., Jarrett, M. E., Bennett, J. C., Heitkemper, M. M.: »Does a physically active lifestyle improve symptoms in women with irritable bowel syndrome?«, *Gastroenterology Nursing*, Mai-Juni 2001; 24(3):129–137. PubMed PMID: 11847862.
7. Daley, A. J., Grimmett, C., Roberts, L., Wilson, S., Fatek, M., Roalfe, A., Singh, S.: »The effects of exercise upon symptoms and quality of life in patients diagnosed with irritable bowel syndrome: a randomised controlled trial«, *International Journal of Sports Medicine*, Sept. 2008; 29(9): 778–782.
8. Johannesson, E., Simrén, M., Strid, H., Bajor, A., Sadik, R.: »Physical activity improves symptoms in irritable bowel syndrome: a randomized controlled trial«, *Am. J. Gastroenterol.*, Mai 2011; 106(5): 915–922.
9. Villoria, A., Serra, J., Azpiroz, F., Malagelada, J. R.: »Physical activity and intestinal gas clearance in patients with bloating«, *Am. J. Gastroenterol.*, Nov. 2006; 101(11): 2552–2557.
10. De Schryver, A. M., Keulemans, Y. C., Peters, H. P., Akkermans, L. M., Smout, A. J., De Vries, W. R., van Berge-Henegouwen, G. P.: »Effects of regular physical activity on defecation pattern in middle-aged patients complaining of chronic constipation«, *Scand. J. Gastroenterol.*, April 2005; 40(4): 422–429.
11. Brands, M. M., Purperhart, H., Deckers-Kocken, J. M.: »A pilot study of yoga treatment in children with functional abdominal pain and irritable bowel syndrome«, *Complementary Therapies in Medicine*, Juni 2011; 19(3): 109–114.
12. Kuttner, L., Chambers, C. T., Hardial, J., Israel, D. M., Jacobson, K., Evans, K.: »A randomized trial of yoga for adolescents with irritable bowel syndrome«, *Pain Res. Manag.*, Winter 2006; 11(4): 217–223.

TEIL 3: DER 5-SCHRITTE-PLAN

In 5 Schritten zur gesunden Verdauung
1. Grigoleit, H. G., Grigoleit, P.: »Pharmacology and preclinical pharmacokinetics of peppermint oil«, *Phytomedicine,* Aug. 2005; 12(8): 612–616.
2. Kingham, J. G.: »Peppermint oil and colon spasm«, *Lancet,* 346.8981 (1995): 986.
3. Grigoleit, H. G., Grigoleit, P.: »Gastrointestinal clinical pharmacology of peppermint oil«, *Phytomedicine,* Aug. 2005; 12(8): 607–611.
4. Braun, L., Cohen, M.: *Herbs and Natural Supplements: An Evidence-Based Guide,* 3. Auflage, Churchill Livingstone 2010.
5. Merat, S., Khalili, S., Mostajabi, P., Ghorbani, A., Ansari, R., Malekzadeh, R.: »The effect of enteric-coated, delayed-release peppermint oil on irritable bowel syndrome«, *Dig. Dis. Sci.,* Mai 2010; 55(5): 1385–1390.
6. Kligler, B., Chaudhary, S.: »Peppermint oil«, *Am. Fam. Physician.,* 1. April 2007; 75(7): 1027–1030.
7. Suarez, F., Levitt, M. D., Adshead, J., Barkin, J. S.: »Pancreatic supplements reduce symptomatic response of healthy subjects to a high fat meal«, *Dig. Dis. Sci.,* Juli 1999; 44(7): 1317–1321.
8. Fieker, A., Philpott, J., Armand, M.: »Enzyme replacement therapy for pancreatic insufficiency: present and future«, *Clinical and Experimental Gastroenterology,* 2011; 4: 55–73.
9. Emendörfer, F., Emendörfer, F., Bellato, F., Noldin, V. F., Cechinel-Filho, V., Yunes, R. A., Delle Monache, F., Cardozo, A. M.: »Antispasmodic activity of fractions and cynaropicrin from Cynara scolymus on guinea-pig ileum«, *Biological & Pharmaceutical Bulletin,* Mai 2005; 28(5): 902–904. PubMed PMID: 15863902.
10. Kirchhoff, R. et al.: »Increase in choleresis by means of artichoke extract«, *Phytomedicine,* 1994; 1: 107–115.
11. Walker, A. F., Middleton, R. W., Petrowicz, O.: »Artichoke leaf extract reduces symptoms of irritable bowel syndrome in a post-marketing surveillance study«, *Phytotherapy Research,* Feb. 2001; 15(1): 58–61.
12. Bundy, R., Walker, A. F., Middleton, R. W., Marakis, G., Booth, J. C.: »Artichoke leaf extract reduces symptoms of irritable bowel syndrome and improves quality of life in otherwise healthy vol-

unteers suffering from concomitant dyspepsia: a subset analysis«, *Journal of Alternative and Complementary Medicine,* Aug. 2004; 10(4): 667–669.
13. Fintelmann, V.: »Antidyspeptic and lipid-lowering effects of artichoke leaf extract: results of clinical studies into the efficacy and tolerance of Hepar-SLR forte involving 553 patients«, *J. Gen. Med.,* 1996; 2: 3–19.
14. Benzie, I. F. F., Wachtel-Galor, S., editors: *Herbal Medicine: Biomolecular and Clinical Aspects,* 2. Auflage, Boca Raton (FL): CRC Press 2011.
15. Ottillinger, B., Storr, M., Malfertheiner, P., Allescher, H. D.: »STW 5 (Iberogast®) – a safe and effective standard in the treatment of functional gastrointestinal disorders«, *Wiener medizinische Wochenschrift,* Feb. 2013; 163(3–4): 65–72.
16. Oka, T., Okumi, H., Nishida, S., Ito, T., Morikiyo, S., Kimura, Y., Murakami, M.: »Effects of Kampo on functional gastrointestinal disorders«, *BioPsychoSocial Medicine,* 21. Jan. 2014; 8(1): 5.
17. Bensoussan, A., Talley, N. J., Hing, M., Menzies, R., Guo, A., Ngu M.: »Treatment of irritable bowel syndrome with Chinese herbal medicine: a randomized controlled trial«, *JAMA,* 11. Nov. 1998; 280(18): 1585–1589.
18. Bian, Z., Wu, T., Liu, L., Miao, J., Wong, H., Song, L., Sung, J. J.: »Effectiveness of the Chinese herbal formula TongXieYaoFang for irritable bowel syndrome: a systematic review«, *J. Altern. Complement. Med.,* Mai 2006; 12(4): 401–407.
19. Sahib, A. S.: »Treatment of irritable bowel syndrome using a selected herbal combination of Iraqi folk medicines«, *Journal of Ethnopharmacology,* 30. Juli 2013; 148(3): 1008–1012.
20. Wegener, T., Wagner, H.: »The active components and the pharmacological multi-target principle of STW 5 (Iberogast)«, *Phytomedicine,* 2006; 13 Suppl 5: 20–35.
21. Madisch, A., Holtmann, G., Plein, K., Hotz, J.: »Treatment of irritable bowel syndrome with herbal preparations: results of a double-blind, randomized, placebo-controlled, multicentre trial«, *Aliment. Pharmacol. Ther.,* 1. Feb. 2004; 19(3): 271–279.
22. Mizuno, S., Nagata, K., Yoshida, K., Sasaki, H., Kojo, H., Miura, K., Tamura, N., Hirayama, S., Nakagawa, T., Inoue, M., Ogawa, N.: *Kabinsei Cho Shoukougun ni taisuru keishikashakuyakuto ekisu no chiryo kouka — mepenzolate bromide tono hikaku shiken* (in japanischer Sprache), Shindan to Chiryo, 1985; 73: 1143–1152.

23. Ottillinger, B., Storr, M., Malfertheiner, P., Allescher, H. D.: »STW 5 (Iberogast®) — a safe and effective standard in the treatment of functional gastrointestinal disorders«, *Wien. med. Wochenschr.*, 20. Dez. 2012. [Epub im Vorgriff auf Printausgabe]
24. Langmead, L., Feakins, R. M., Goldthorpe, S., Holt, H., Tsironi, E., De Silva, A., Jewell, D. P., Rampton, D. S.: »Randomized, doubleblind, placebo-controlled trial of oral aloe vera gel for active ulcerative colitis«, *Aliment. Pharmacol. Ther.*, 1. April 2004; 19(7): 739–747.
25. Bland, J.: »Aloe vera juice: an important role in gastrointestinal disorders?«, *Alternative Medicine 1.*, 1986: 280.
26. Davis, K., Philpott, S., Kumar, D., Mendall, M.: »Randomised double-blind placebo-controlled trial of aloe vera for irritable bowel syndrome«, *International Journal of Clinical Practice*, Sept. 2006; 60(9): 1080–1086.
27. DuPont, A. W., DuPont, H. L.: »The intestinal microbiota and chronic disorders of the gut«, *Nat. Rev. Gastroenterol. Hepatol.*, 16. Aug. 2011; 8(9): 523–531.
28. Almansa, C., Agrawal, A., Houghton, L. A.: »Intestinal microbiota, pathophysiology and translation to probiotic use in patients with irritable bowel syndrome«, *Expert. Rev. Gastroenterol. Hepatol.*, Juni 2012; 6(3): 383–398.
29. Clarke, G., Cryan, J. F., Dinan, T. G., Quigley, E. M.: »Review article: probiotics for the treatment of irritable bowel syndrome — focus on lactic acid bacteria«, *Aliment. Pharmacol. Ther.*, Feb. 2012; 35(4): 403–413.
30. McKenzie, Y. A., Alder, A., Anderson, W., Wills, A., Goddard, L., Gulia, P., Jankovich, E., Mutch, P., Reeves, L. B., Singer, A., Lomer, M. C.; Gastroenterology Specialist Group of the British Dietetic Association: »British Dietetic Association evidence-based guidelines for the dietary management of irritable bowel syndrome in adults«, *J. Hum. Nutr. Diet.*, Juni 2012; 25(3): 260–274.
31. Ebd.
32. Yazawa, K., Imai, K. und Tamura, Z.: »Oligosaccharides and polysaccharides specifically utilizable by bifidobacteria«, *Chemical & Pharmaceutical Bulletin*, 1978; 26: 3306–3311.
33. Silk, D. B., Davis, A., Vulevic, J., Tzortzis, G., Gibson, G. R.: »Clinical trial: the effects of a trans-galactooligosaccharide prebiotic on faecal microbiota and symptoms in irritable bowel syndrome«, *Aliment. Pharmacol. Ther.*, 1. März 2009; 29(5): 508–518.

34. Paineau, D., Payen, F., Panserieu, S. et al.: »The effects of regular consumption of short-chain fructo-oligosaccharides on digestive comfort of subjects with minor functional bowel disorders«, Br. J. Nutr., 2008; 99: 311–318.
35. Roberfroid, M., Gibson, G. R., Hoyles, L. et al.: »Prebiotic effects: metabolic and health benefits«, Br. J. Nutr., Aug. 2010; 104 Suppl 2: S1–63.
36. Brown, K., DeCoffe, D., Molcan, E., Gibson, D. L.: »Diet-induced dysbiosis of the intestinal microbiota and the effects on immunity and disease«, Nutrients, Aug. 2012; 4(8): 1095–1119.
37. Shinohara, K., Ohashi, Y., Kawasumi, K., Terada, A., Fujisawa, T.: »Effect of apple intake on fecal microbiota and metabolites in humans«, Anaerobe, Okt. 2010; 16(5): 510–515.
38. Mitsou, E. K., Kougia, E., Nomikos, T., Yannakoulia, M., Mountzouris, K. C., Kyriacou, A.: »Effect of banana consumption on faecal microbiota: a randomised, controlled trial«, Anaerobe, Dez. 2011; 17(6): 384–387.
39. Vendrame, S., Guglielmetti, S., Riso, P., Arioli, S., Klimis-Zacas, D., Porrini, M.: »Six-week consumption of a wild blueberry powder drink increases bifidobacteria in the human gut«, Journal of Agricultural and Food Chemistry, 28. Dez. 2011; 59(24): 12815–12820.
40. Yamakoshi, J., Tokutake, S., Kikuchi, M.: »Effect of proanthocyanidin-rich extract from grape seeds on human fecal flora and fecal odor«, Microbial Ecology in Health and Disease, 2001; 13: 25–31.
41. Tzounis, X., Rodriguez-Mateos, A., Vulevic, J., Gibson, G. R., Kwik-Uribe, C., Spencer, J. P.: »Prebiotic evaluation of cocoaderived flavanols in healthy humans by using a randomized, controlled, double-blind, crossover intervention study«, Am. J. Clin. Nutr., Jan. 2011; 93(1): 62–72.
42. Jin, J. S., Touyama, M., Hisada, T., Benno, Y.: »Effects of green tea consumption on human fecal microbiota with special reference to Bifidobacterium species«, Microbiology and Immunology, Nov. 2012; 56(11): 729–739.
43. Carvalho-Wells, A. L., Helmolz, K., Nodet, C., Molzer, C., Leonard, C., McKevith, B., Thielecke, F., Jackson, K. G., Tuohy, K. M.: »Determination of the in vivo prebiotic potential of a maize-based whole grain breakfast cereal: a human feeding study«, Br. J. Nutr., Nov. 2010; 104(9): 1353–1356.

44. Costabile, A., Klinder, A., Fava, F., Napolitano, A., Fogliano, V., Leonard, C., Gibson, G. R., Tuohy, K. M.: »Whole-grain wheat breakfast cereal has a prebiotic effect on the human gut microbiota: a double-blind, placebo-controlled, crossover study«, *Br. J. Nutr.*, Jan. 2008; 99(1): 110–120.
45. Jarrett, M. E., Cain, K. C., Burr, R. L., Hertig, V. L., Rosen, S. N., Heitkemper, M. M.: »Comprehensive self-management for irritable bowel syndrome: randomized trial of in-person vs. combined in-person and telephone sessions«, *Am. J. Gastroenterol.*, Dez. 2009; 104(12): 3004–3014.
46. Rubia, K.: »The neurobiology of meditation and its clinical effectiveness in psychiatric disorders«, *Biological Psychology*, Sept. 2009; 82(1): 1–11.
47. Chiesa, A., Serretti, A.: »A systematic review of neurobiological and clinical features of mindfulness meditations«, *Psychological Medicine*, 27. Nov. 2009: 1–14.
48. Reding, K. W., Cain, K. C., Jarrett, M. E., Eugenio, M. D., Heitkemper, M. M.: »Relationship between patterns of alcohol consumption and gastrointestinal symptoms among patients with irritable bowel syndrome«, *Am. J. Gastroenterol.*, Feb. 2013; 108(2): 270–276.

Register

5-Schritte-Plan 119, 131, 139, 156ff., 169, 174, 177

Abdomen 63
Abführmittel 35, 94, 97–104
Achtsamkeit 29, 141, 183
Adrenalin 135ff.
Alkohol 57, 85, 105, 194
Allergien 112, 114, 134
Alpha-Glucosidase 92
Amylase 91, 161, 163
Angst 14, 17, 21f., 33f., 38, 44ff., 60, 106ff., 132ff., 137ff., 145f., 150f., 153, 168, 181, 201f.
Antibiotika 11, 62, 64, 66, 68, 71f., 75, 78f., 126, 130
Appetitmangel 43, 164
Arthritis 43, 65
Arzt, Rücksprache mit 48, 78, 88, 160, 164
Atemtest 73, 79, 118, 131, 197
Aufgeblähtheit 40f., 56, 106, 122ff., 127, 129f., 138, 152f., 158f., 168, 181, 185
Aufstoßen 45
Ausheilung 18, 20, 67, 106
Ausschlussdiät 114f., 117ff., 182, 197
Autoimmunkrankheit 107

Bakterien 14, 25, 41, 53ff., 57f., 60ff., 65–69, 73, 79, 81, 96, 120, 123, 130, 138, 160, 169f., 174, 176
Bakterienflora 54
Bakterienüberwucherung 62, 65
Balance, bakterielle 61, 68, 168
Ballaststoffe 26f., 41, 63, 98f., 101f., 121, 125f., 129, 172, 175, 187, 189, 193f.
Bauchschmerzen 13, 17, 28ff., 32, 41, 44, 52, 54, 60, 63f., 66, 68, 71, 79, 84, 90, 92, 107f., 111, 121f., 143f., 151, 159ff., 166, 168, 170, 173

Bauchspeicheldrüse 80, 83ff., 87f., 90, 161
Behandlung, psychotherapeutische 15
Beschwerden 12–23, 25ff., 32f., 39, 44f., 53f., 58, 64, 66, 69ff., 76, 78, 81, 83ff., 89ff., 96ff., 100, 103, 105–120, 122ff., 126f., 129ff., 138ff., 144, 146, 151ff., 157, 162f., 166, 168f., 172f., 176f., 179ff., 187, 190, 193–198, 201, 203ff.
Betain-Hydrochloride 81, 89
Betäubungsmittel 18
Bewegung 96, 98, 150ff., 200f.
Bifidobakterien 54, 67f., 73, 76, 96, 137f., 172, 174ff.
Biofeedback-Therapie 97, 100, 104, 141
Blähungen 13, 17, 19, 25ff., 34, 40ff., 48, 54, 56, 63f., 66, 69, 71, 74, 76f., 81, 84ff., 90, 93, 95f., 101ff., 114, 116, 121f., 138, 149ff., 158ff., 166, 168, 170, 173, 175, 181, 201
Blase 44
Blutkreislauf 86
Bluttest 18, 88, 108, 117f.

Bristol-Stuhlformen-Skala 36ff., 94, 99, 101

Colitis, nervöse 17
Cortisol 135ff.

Darmbakterien 25, 41, 53, 55, 57, 60ff., 66, 69, 73, 77, 97, 101, 122, 126f., 130, 137, 168, 174
Darmentleerung 31, 170, 173
Darmerkrankung 11, 23, 49
Darmflora 28, 61, 67f., 72, 76, 79, 96, 99, 130, 137, 156f., 160, 168f., 175, 205
Darm-Hirn-Achse 22, 59, 98, 132, 134, 137f., 139
Darmkeime, probiotische 60
Darmkrebs 48f., 129, 150, 201
Darmmotilität 59, 66, 167
Darmpassage 36, 97, 101
Darmreinigung 94, 99f.
Darmsanierung 27
Darmspiegelung 49, 94
Darmstörung 17
Darmträgheit 96
Darmwand 41, 57f., 60, 64, 67, 71, 95, 106, 117, 150
Defäkationsstörung 97, 104
Depression 22, 33, 43,

45ff., 107f., 112, 132ff., 145f., 150, 153, 168, 181, 201
Diabetes 52, 92, 121, 134, 150, 168, 199, 201
Diarrhö 31, 38, 48
Diät 16, 67, 92, 109f., 113, 116f., 120, 122, 126ff., 130f., 182, 195f.
Dickdarm 36, 54, 62f., 86, 95, 130, 136, 153
Dickdarmkrebs 48f.
Dünndarm 54, 62ff., 73, 78, 81, 83, 86f., 107, 111, 130
Dünndarmfehlbesiedlung 54, 62, 64ff., 73, 80, 83, 87, 96, 104, 130, 172
Durchfall 13, 19, 25f., 28, 31f., 36, 38f., 41, 54, 56, 58, 63f., 66, 69ff., 77, 79, 81, 84, 86f., 90, 92ff., 99, 105, 107f., 111f., 114, 116, 120, 122f., 127, 130, 132, 138, 143, 151, 159ff., 165ff., 170, 173, 181, 185
Dysbakterie 61f.
Dysbalance, bakterielle 74
Dysbiose 61
Dysfunktion 45, 61
Dyspepsie, funktionelle 45, 81

Eiweißverdauung 90, 101
Emotionen, Effekt auf den Darm 53, 139, 146
Entleerungsschwierigkeiten 36
Entspannung 98f., 141, 176ff.
Entzündung 52, 55ff., 64f., 71, 82, 98, 167
Erbrechen 44, 82, 108, 112
Ernährung 15, 17, 19, 24ff., 28, 54, 57, 62, 80, 92, 96ff., 109ff., 118ff., 124f., 127f., 130ff., 142, 150f., 156f., 174, 182f., 185, 187, 190, 193, 199f., 203, 206
Ernährungsberater 115, 117, 119f., 131f., 197
Ernährungsplan 156, 183, 197
Ernährungsumstellung 15, 119, 132, 184
Erschöpfung 17, 33, 34, 43, 45, 64f., 81f., 90, 107f., 112, 134, 138, 150, 152, 177, 181, 201

Fehlbehandlung 30
Fehlbesiedlung 54f., 64
Fehldiagnose 11, 18, 22, 47, 109
Fermentation 122, 126, 129f.

Fette 54, 63, 83, 85f., 105, 110, 161, 184f., 189, 190
Fibromyalgie 43, 45, 47, 64f., 150
Fitnessprogramm 149
Flatulenz 76, 82, 92, 103, 112, 127, 163f., 170, 173, 181
Fructooligosaccharide 77, 173
Fruktose 11, 121–132, 189, 193f., 196f.
Fruktoseintoleranz 123ff., 131, 197

Galactooligosaccharide 173
Gallenblase 47, 63, 86, 163
Gallensalze 63, 85f.
Gallensäure 80, 85ff., 92f.
Gärung 41, 54, 62f., 130, 172
Gasbildung 33, 39, 41, 63, 76f., 90, 100, 122ff., 126f., 130, 161, 172
Gastritis 45, 65f., 82, 88
Gefühle 22, 38, 46, 53, 59, 139, 180
Gehirn 21f., 28, 42, 46, 51, 58ff., 134ff., 144f., 189
Gewichtsverlust 39, 48, 64, 70, 107
Gleichgewicht, bakterielles 25, 54, 61, 72
Glukose, 123f.

Glukoselösung 73
Gluten 11, 66f., 80, 106f., 109f., 119, 182f., 185, 192ff., 196f.
Glutenfrei 67, 109f., 118f., 129, 191f.
Glutenüberempfindlichkeit, nicht-zöliakische 109f., 118f.
Glutenunverträglichkeit 11, 66f., 85, 107, 109f., 192f., 197

Harndrang 44
Harnsystem 44, 52
Hautprobleme 64, 108
Heilung 16, 21, 28f., 206
Herzerkrankungen 19, 134, 150, 199, 201
Hirnareale 44, 46, 137
Hormone 22, 59, 134ff., 145
Hypnotherapie 141

Immunabwehr 55
Immunoglobulin G 114, 118
Immunsystem 55, 57, 61, 64, 98, 189
Infektion 14, 39, 52, 54, 56, 62, 65f., 69ff., 82, 87f., 134
Initialstart 100, 102
innere Uhr 203f.

Keime 14, 55, 57, 61f., 64, 68, 70, 72ff., 80f., 96, 137f., 160, 167, 169, 174f.
kleines Gehirn 59
kohlenhydratarme Ernährung 120, 127, 130f.
Kohlenhydrate 54, 63, 83, 92, 120f., 125ff., 131f., 161, 174
kohlenhydratreiche Ernährung 120ff., 130ff., 190ff., 199
Kontraktion 51ff., 97
Kopfschmerzen 43ff., 79, 107, 112, 162, 194
Körper-Geist-Komplex 48

Laktase 111
Laktose 80, 110ff., 118ff., 124, 126ff., 130, 132, 182ff., 194, 196f.
laktosefrei 113, 119, 129, 194
Laktoseintoleranz 11, 65, 110ff., 118f., 197
Landwirtschaftliche Revolution, Effekt auf Lebensmittel 121
Leaky-Gut-Syndrom 58f.
Lebensmittel 24ff., 58, 88, 92, 98, 106, 113, 115f., 119f., 126, 169, 174, 176, 184f., 189ff., 199

Lebensmittelvergiftung 69f., 72
Lebensqualität 16, 19, 23, 38, 43, 95, 116, 140, 142, 145, 152, 166, 170, 177
Lebensstil 29, 96, 150f., 153, 157, 198ff., 206
Leber 14, 61, 85ff., 164
Libidoschwäche 46
Lipase 90f., 161ff.
Low-FODMAP-Diät 127, 132

Magen 52f., 57, 78, 80f., 83, 90, 138
Magen-Darm-Infekt 39, 57, 69, 71
Magen-Darm-Keim 72
Magen-Darm-Trakt 14, 17, 34, 36, 51ff., 59ff., 65, 67f., 71, 73, 76, 81, 123, 129, 136f., 141, 143ff., 160f., 163, 167
Magenentleerung 52, 59, 101
Magenpassage 52
Magensäure 59, 65f., 80ff., 85, 88f.
Magensäureproduktion, geringe 81ff.
Medikamente 15, 18, 22, 24, 28, 43, 57, 65, 78, 82f., 87, 90, 92, 160, 164, 166, 168, 180

Meditation 140f., 177ff., 202f.
Melatonin 144ff.
Migräne 43, 107f.
Mind-Body-Therapie 15, 98, 139ff., 157, 176, 203
Müdigkeit 33, 44, 71, 109, 112, 136, 181
Mund 36, 44, 57, 112, 178
Musiktherapie 148
Muskelentspannung, progressive 141
Muskelkrämpfe 77
Muskel-Skelett-Bereich 43

Nackenschmerzen 43
Nährstoffe 57, 80f., 105, 183, 198
Nahrungsbrei 42, 52f., 56, 65f., 80, 98
Nahrungsergänzung 24f., 60, 69, 74ff., 85, 87, 89f., 92, 94, 97, 102f., 116, 137, 144, 146, 148, 156, 158, 169, 176, 180
Nahrungsmittelunverträglichkeit 24, 80, 83, 98f., 104ff., 116ff., 182, 195
Naturheilmittel 15, 77
Nebenwirkungen 18, 78f., 91ff., 100, 160, 162, 164, 166, 168, 172, 183

Nerven 16, 22, 28, 38, 42, 46, 49, 51ff., 55ff., 59f., 65, 80, 97f., 132, 134ff., 146, 156f., 176f.

Obstipation 31, 34, 48
Oligosaccharide 127f.
Operation 47
Organe 51, 56, 145

Pankreatitis, chronische 85
Parasiten 62, 70ff., 77, 87
Parasitenbefall 14, 39, 73f.
Pepsin 81, 89
Pfefferminzöl 77ff., 158ff.
Phytotherapeutika 158f., 164ff.
Placebo 63, 79, 144, 167f., 172
Polyole 127f.
positive Emotionen 202
Präbiotika 76f., 79, 101, 156, 172ff.
Probiotika 24f., 69, 74f., 77, 79, 156, 168ff., 204f.
Protease 90f., 161, 163
Psychisch 11, 20f., 38, 43, 60, 62, 80, 104, 140f.
Psychosomatisch 17, 30, 49, 106

RDS-Auslöser 45, 92
RDS-Grundsymptome 48
Reflux 33, 45, 53, 66, 43, 150
Reisedurchfall 13, 39, 69
Reizdarmsyndrom,
  postinfektiöses 69f.
Resilienz 201f.
Rom-III-Kriterien 30ff., 35, 48
Rom-III-Kriterienkatalog 34
Rückenschmerzen 44

Saccharose 129
Säureblocker 65, 83, 88
Schlaf 20, 27, 43, 45, 134, 136, 142ff., 203f., 206
Schlafmangel 143, 147
Schleim 33, 70, 95
Schmerzempfindlichkeit 27, 52, 55f., 58f., 82, 106, 136, 143f.
Schmerzen 13, 19, 25f., 30, 32f., 40–48, 52, 55, 58, 64f., 69, 77, 82, 84, 90, 93, 95f., 105ff., 109, 112, 116, 122f., 127, 129f., 132, 137f., 142ff., 151, 153, 158f., 161ff., 170, 173, 181, 185
Schmerzmittel 18
Schwangerschaft 78, 160, 162, 164, 166, 168, 172, 174

Selbstmedikation 18
Sensibilität 42, 45, 58, 64
Sexualität 27, 46f.
Sodbrennen 33, 45, 53, 83, 163
Sorbitol 125f., 129f.
Speisebrei 81f., 105
Speisefette 86, 189
Stress 20ff., 33, 38, 40, 44, 46f., 52, 54, 56f., 59f., 62, 71, 80, 96, 98, 104, 106, 132ff., 138ff., 155, 176ff., 180, 201ff.
Stresshormone 59, 134, 136f., 149
Stressmanagement 98f., 140f., 150f., 157
Stuhl, Blut im 48
Stuhl, breiiger 37f., 143, 170
Stuhl, dunkler 48
Stuhl, verhärteter 95
Stuhl, wässriger 31f., 36
Stuhl, weicher 31ff., 101, 181
Stuhldrang 33f., 52, 86, 170, 181
Stuhlentleerung, unvollkommene 33
Stuhlform 36f., 94, 99, 101, 109
Stuhlgang 17, 29f., 32ff., 38f., 41, 43, 70, 94f., 97,

99, 101ff., 152f., 166, 168, 170
Stuhlhäufigkeit 30, 36, 41, 84, 162, 170
Stuhlinkontinenz 86, 95
Stuhlkonsistenz 30, 34, 173
Stuhltypen 94
Subtypen 31
Sucrose 129
Symptom-Tagebuch 139, 179ff., 196
Symptomverschlechterung 76, 84, 88, 157, 172f., 193, 196

Tagebuch 139, 142, 151, 155, 177, 180, 184
Tastempfindlichkeit 41
Test 12, 14, 18, 21, 23, 30, 49, 50, 55, 73f., 78, 88f., 109f., 114, 117f., 125, 131, 193, 196
Therapie 12, 69, 104, 139, 141, 204
Trigger 52
Trinkwasser 62, 70f., 81

Übelkeit 13, 14, 44, 53, 79, 82, 91, 112, 114, 143, 160, 163, 166, 168, 173
Überbesiedlung 53
Überempfindlichkeit 42, 44, 51f., 59, 113, 118, 129, 195, 197
Überempfindlichkeitsreaktion, verzögerte 114
Überladungs- und Überlauf-Syndrom 93f.
Umweltfaktoren 19f.
Umweltgifte 20
Unbehagen, abdominales 17, 29f., 32, 34, 36, 42, 54, 63f., 93, 95, 102f., 105, 107f., 111, 114, 122, 143, 152, 160, 168, 181
Unruhe 38, 44
Unverträglichkeit 85, 98, 106, 114f., 117, 119, 122, 124, 182, 185, 187, 189, 197

Vagus 51, 60
Veranlagung, familiäre 20, 48, 108
Verdauung 18, 20, 26f., 53, 61, 66, 80, 89, 92ff., 100ff., 111, 120, 122, 125, 129ff., 137, 153, 156, 159, 165, 170, 172, 177, 182, 199, 201f., 204, 206
Verdauungsenzym 59, 84f., 87, 89ff., 101, 111, 158f., 161f., 205
Verdauungsprobleme 14,

16f., 22, 25, 46, 52, 54f., 62, 67f., 71, 81, 86, 110, 114, 120f., 130, 132f., 135, 137, 143, 146, 150ff., 156, 169, 194
Verdauungsprozess 41, 51, 53f., 63, 101, 111, 125
Verdauungsschwäche 53, 88, 104, 163
Verdauungsstörungen 20, 27ff., 54, 59, 62, 72, 80f., 110, 113, 128, 132, 142
Verdauungstrakt 36, 42, 44, 52, 54, 56f., 58, 66, 73, 76, 78, 80, 86, 96, 105, 107, 111, 138
Verdauungsuhr 142
Verfahren, naturheilkundliche 140
Verhaltenstherapie, kognitive 140
Verstopfung 13, 19, 26, 31f., 34ff., 38, 40f., 53f., 56, 64, 66, 69, 77, 80f., 90, 93–98, 100ff., 107f., 112, 143, 149, 150, 152f., 158, 160, 163ff., 181, 201
Vierwochenplan 183
Völlegefühl 45, 53, 82, 85, 161, 166

Wasser 36, 62, 102f., 123, 164, 193f.
Wasserlassen 27, 44f.
Wasserstoffatemtest 73, 79, 118, 131
Wohlbefinden, psychisches 38, 138

Yoga 141, 154f., 201ff.

Zöliakie 65, 67, 104, 107ff., 117ff., 193, 197
Zwerchfellatmung 177